國內第一本

癌症專業復健指導

癌症復健跟著做
提升生活好品質

北榮總職能治療師
柏堯◎著

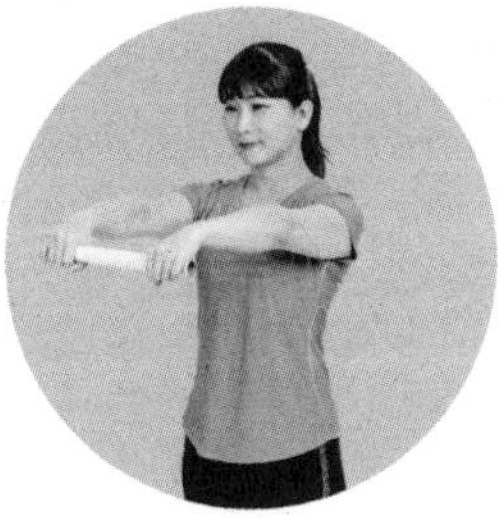

〔抗水腫復健〕P137

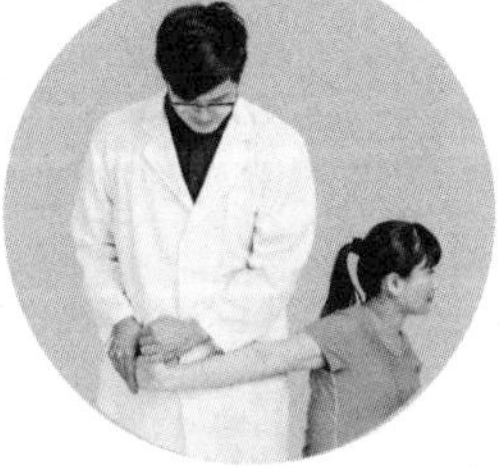

〔痙攣拉筋復健〕P121

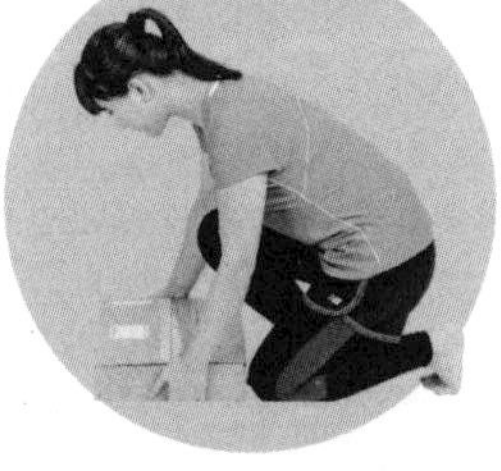

〔蹲下撿物減少負擔〕P220

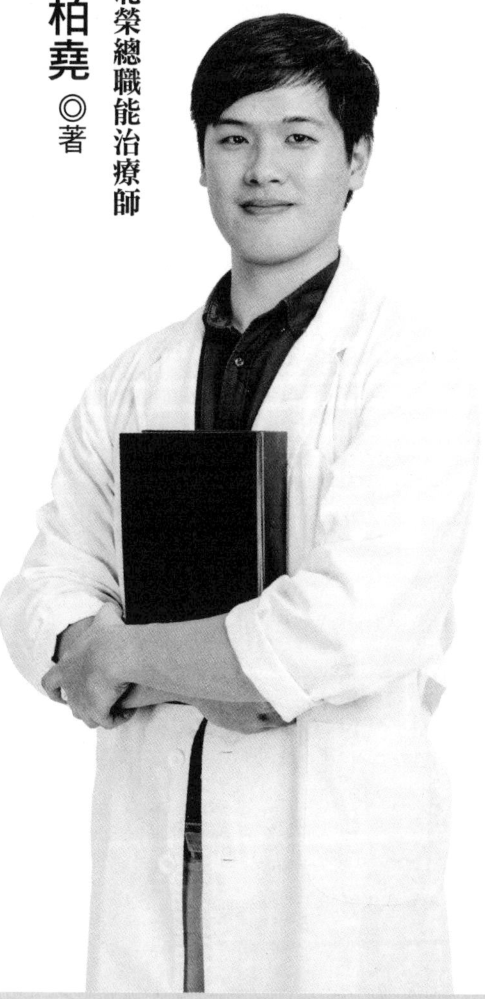

原水文化

目錄
Contents

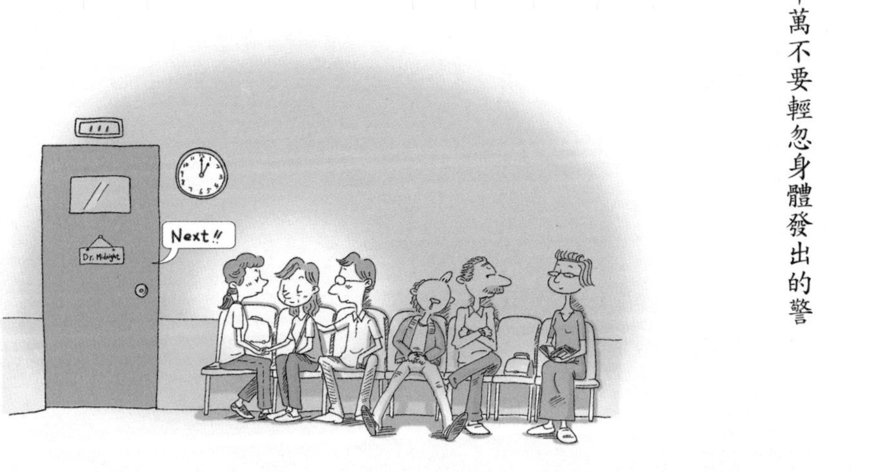
Dr. Midnight
Next!!

PART 2

開始抗癌新生活

關於術後飲食 081

飲食是手術後第一個碰上的困難，也是一大學問。許多醫院裡面還設有營養師諮詢門診，民眾可以直接與營養師諮詢，面對面釐清飲食上的疑問。

關於化療飲食 088

或許不是吃一碗美味泡麵所帶來的快樂，而是在索然無味的生命中，還能有一絲放縱的權力。

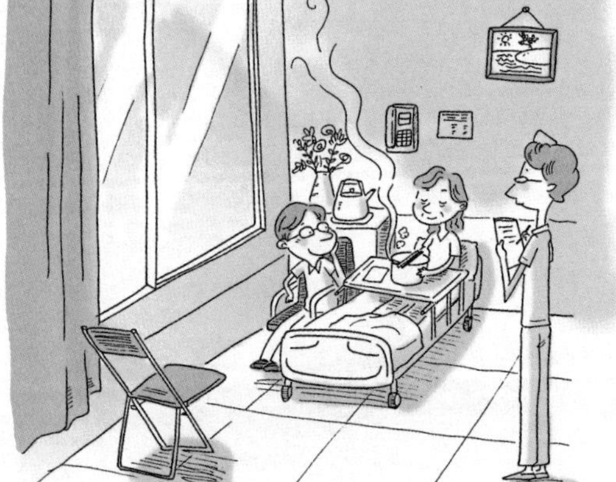

PART 3
癌症復健 跟我這樣做

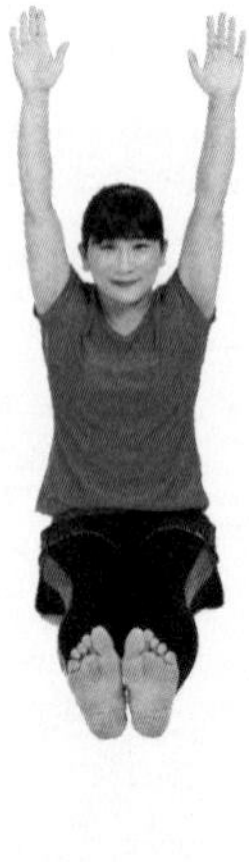
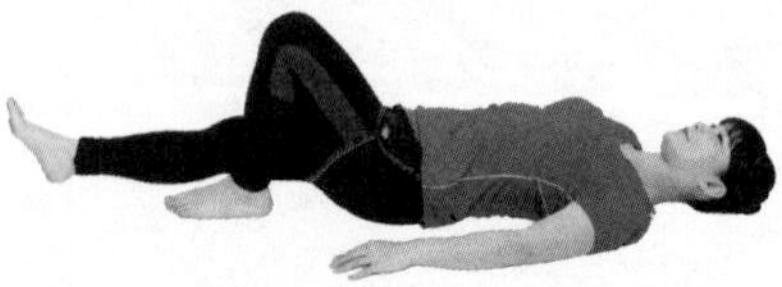

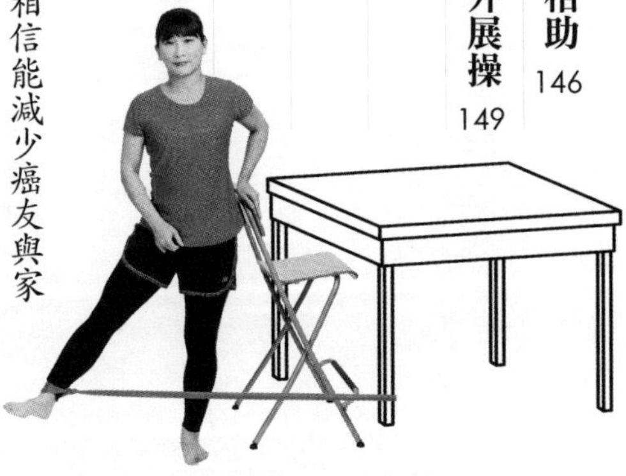

擺脫病態生活，生活自理不求人 176

生病之後，我開始感覺我媽是不是不像個正常人，凡事都要請人幫忙。而人真的要獨立自主，哪怕只是自己倒一杯水！

談輔助或民俗療法與第二意見 193

抗癌的過程中，總會有來自各界的意見，專業的醫療建議也好，求神問卜也罷，此時癌友可能會有一點慌亂。別擔心！仔細想想您的治療目標，選擇最適合您的正規醫療或尋求第二意見，解答疑惑。

PART 4

居家生活大挑戰

〔立即掃描〕

跟著台北榮總職能治療師王柏堯

癌症復健，提升生活好品質

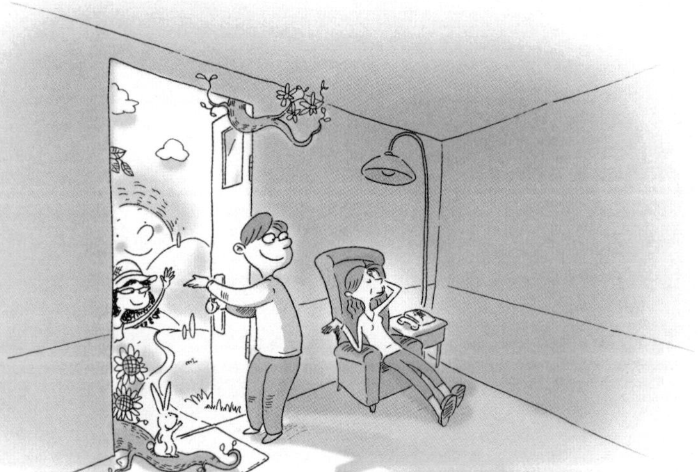

衝突難免，所以需要喘息空間 229

長時間照顧癌友，難免會有衝突，所以照顧者要找到喘息的空間與時間，哪怕只是短短兩個小時，出外透透氣，都可帶來很好的放鬆效果。

家庭角色的改變與關係重組 237

家庭關係往往會在家人生病之後開始慢慢轉變，這種轉變有時是正向的，有時卻是負向的，癌友與家人需要注意家庭關係的經營，彼此多溝通，找出屬於自家的溝通方式，才會讓抗癌過程中的生活氣氛較為和睦與順暢。

PART 5 回首來時路

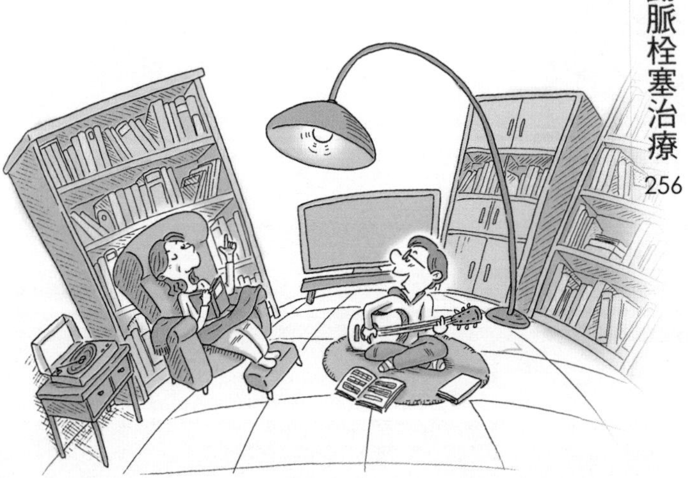

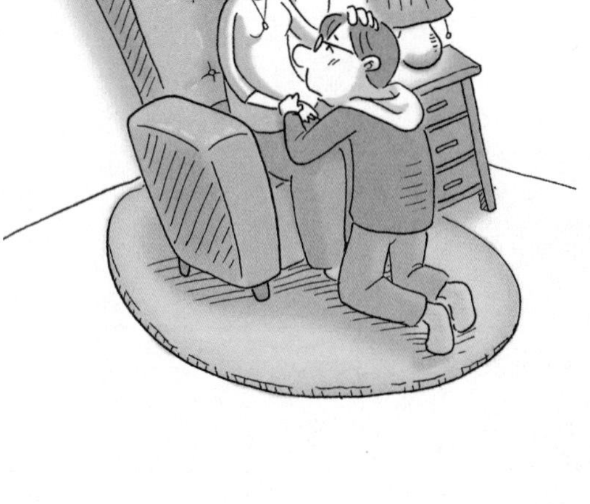

推薦序 1

了解癌症復健基本觀念，尋求協助不迷惘

台北榮總復健醫學部主任 **周正亮** 醫師

癌症復健醫學目前在臨床上已越來越被重視，由於癌症患者的治療成效相較過去已大幅增長，但治療過程中常會留下許多後遺症，像是腦癌、骨癌所引發的肢體障礙，乳癌的上肢水腫，大腸癌、肺癌所導致活動力下降等，這些症狀容易干擾患者的日常生活。

在癌症治療告一段落後，除了努力維持健康不復發之外，另外一個重點就是克服治療所帶來的障礙，復健科提供許多種治療的方向，來處理各種癌症引發的肢體問題、體力問題、生活障礙的困難等等。

今天看到柏堯治療師把這些概念集結成冊，感覺非常高興，希望透過這本書，能使民眾**有基本的癌症復健醫學觀念，進一步知道該如何尋求協助**。

我也熟知他陪伴母親抗癌的這段經歷，相信他能夠提供非常寫實與生活化的經驗並結合專業的復健知識，給所有癌症患者與家屬，作為對抗癌症過程中的參考與借鏡。

推薦序 2

適度復健，提高病患生活品質

台南郭綜合醫院副院長／前台南市衛生局長　**林聖哲** 醫師

醫療人員也是一般人，在生活中也會遇到親友或自己罹癌的情況，然而一般的書報雜誌對於癌症的描述，常聚焦在癌症生理病理學或心理輔導，作者利用照顧親人的臨床經驗及其所受的專業素養，提供涵蓋復健領域等更多元化醫療識能，更符合全人、全時和全程優質醫療照顧的原則。

醫學和公共衛生有三段五級，除了對普羅大眾的衛教和對高危險群的篩檢外，希望有症狀的病人，可以早期診斷及早期治療，**就算疾病持續進展，至少要能夠限制殘障，並進行適度的復健，藉此就可大大提高生活品質。**

推薦序 3

彰化縣職能治療師公會第一、二屆理事長
職能治療師公會全國聯合會理事
陳宜男 職能治療師

最寫實的「癌症復健傳記」，最專業的指導手冊

幾年前在臉書上無意間發現了一個學弟，努力地在生理職能領域耕耘著，並且不斷地留意著這位後輩的動向，無論是臨床治療或演講分享，除了強調理論基礎的深耕外，更求創意與創新。至於為何會特別吸引我的目光呢？因為我彷彿看見了自己過去的影子，在兒童治療領域一步一步往前邁進，不斷突破舊有臨床治療服務模式的侷限，踏出一條屬於自己的嶄新道路。在生理職能治療領域，也需要有這樣的生力軍一起來為職能治療的未來打拼。這位學弟，就是本書的作者——王柏堯。

《癌症復健跟著做，提升生活好品質》不僅是我投入臨床服務十餘年以，來第一次看到由職能治療師為癌友所撰寫的專業指導手冊，更是我閱讀關於癌症復健相關書籍中，第一本記錄作者陪伴與協助癌友家人走過治療心路歷程的「癌症復健傳記」，非常有創

意的以真人真事故事傳記方式來鋪陳，令人閱讀起來多了點輕鬆，不至於沉重；多了點溫暖的同理心，不至於感到專業的冰冷。

這本書最有價值的部分，莫過於是由**最重視患者生活品質的職能治療師**所撰寫，所以不僅止於提供術後的復健方法，或是只針對疾病本身處理的傳統模式，而是以「全人、全程、全隊、全家與全社區」的新思維，**著重在癌友回歸一般日常生活與重返職場後，可能遭遇的問題與因應對策，讓癌友能夠重回人生的正常軌道，並重拾自信心與尊嚴。**

由衷地推薦本書，期望能為癌友們及其親朋好友帶來正向的助力。

推薦序 4

美善社會福利基金會復健專業團隊顧問
成大職能治療學系兼任講師
黃璨珣 職能治療師

職能治療師是改善病患生活障礙的生活魔法家

癌症，是一種會徹徹底底改變一個人或一家人生活的疾病。

以我多年的臨床經驗，我始終認為職能治療是足以幫助患者克服「疾病所帶來生活障礙」的專業，**職能治療師就像生活的魔法家，無論肢體動作訓練、心理重建、生活型態再設計，都能透過他們巧妙的治療手法，帶來顯著的改善**。從癌症醫學的角度來說，像是預防癌症、面對癌患、手術前後、電化療期間如何康復回歸生活，甚或圓夢彌補遺憾，職能治療師也有一定的角色與功能。

坊間我們常看到教導癌症預防、癌症照護、癌症治療的書籍，但鮮少看到職能治療的從業人員，將職能治療師如何處理癌症患者的過程記錄下來。很高興看見王柏堯治療師，藉由職能治療的理念以及陪伴罹癌媽媽的治療歷程，將經驗與專業整合，用輕鬆易懂的描述，讓無論是患者、親友或一般人都能有實質與心靈的助益。

閱讀〈一碗泡麵的幸福〉這段文章，更讓陪伴大女兒面對癌症的我有十分深刻的感受，在貪嘴的口腹之慾與健康營養之間的抉擇真是難呀！像這樣的難題，我相信是每個癌友與家屬都會面臨的課題。

從柏堯治療師書中所提到的不同抗癌經驗裡，或許可以讓癌友及家屬找到適合自己的方法，降低不適、減少障礙、減少照顧者的焦慮，並回復有意義的生活，也讓人們更安然順意的面對，走過罹癌幽谷。

推薦序
5

成為別人的祝福

台灣安寧照顧基金會董事長
馬偕紀念醫院婦科癌症學科資深主治醫師
楊育正 醫師

我學醫50年，從學醫到行醫，又從治療癌症的醫師到自己成為癌症的病人，如今有機會在台灣安寧照顧基金會接觸生命末期安寧照顧，經歷深刻的學習。我也常在各種場合與人分享自己的學習之路，體悟「病人不是唯一受苦的人」！抗癌的路上需要三方合作：病人、醫療團隊、和家人。所有醫療照顧尤其是面對癌症的時候，其核心更是講求全人、全隊、全家、全程、的全心照顧。

生病時，我們常尋找資料或諮詢先行者，希望借用別人的經驗學習。然而我們常見到的大多是學者專家的著作及病人自己的經驗分享，相形之下都較專業或主觀，極少如本書般是由家人，尤其是同屬內行的醫療專家，從相對客觀卻又切身的體驗完整的分享。

本書的五章共18節中，作者引領讀者認識癌症，經歷抗癌路途上之所見，**從復健、居家生活及最後的綜顧與回顧，並就癌症提醒和教會我們的事有深刻的分享**。即使是如我般的專家和親身體驗者，都覺得作者縝密的心思和用心寫就的此書，是非常可貴的圭臬。

作者序

最真實的抗癌治療筆記

每一個字詞對不同的人生階段都會帶來不同的意義，「癌症」對十歲的我來說，就是一個比吃飯更沒價值的單字。對十二歲的我來說，就是偶爾聽到朋友遠親得的疾病。對十八歲的我而言，就是韓劇裡面那些弱不禁風的女主角在關鍵時刻出來攪局的戲碼。而對二十三歲的我而言，癌症在我的生活中真實發生。我的母親從那一刻開始變成癌症患者，我們也成為病人家屬。這一路上沒有人教過我們該怎麼當一個稱職的照顧者，我們只好自己慢慢地摸索。

我是職能治療師，我的工作是讓病人在生病之後，能透過復健克服疾病所引發的障礙。那是身為一個職能治療師的信念，而我也帶著這份堅持，陪伴我的母親走過這一段抗癌歲月。過程中，遇到許多困難與挑戰，彼此的衝突也不少，但我們試著去請教不同的專業，再加上我個人的專業背景，協助母親面對這些挑戰。

在醫院服務，每治療一個病人就要記下一些病歷記錄，母親是我第一位服務的癌症患者，當時我也留下了一點手記，記錄關於我們這段路途上的點點滴滴，我想，這應該就是最真實的抗癌治療筆記吧！

那時，我會把母親的治療情況放在我的臉書上，也會零星的跟一些好朋友互動對答，聊的都是癌症治療，人家說久病成良醫，別人開始會想參考我們的經驗，所以開始陸陸續續的接到一些訊息。

「柏堯，你媽媽當時是什麼癌症？在哪裡治療的？」

「柏堯，我爸也得大腸癌，怎麼辦？」

「欸，你媽得癌症，你怎麼走過來的？」

「如果我是你，我一定沒辦法接受！」

「那個誰誰誰的媽媽得了乳癌，你去跟他說一說好嗎？」

這些訊息像是不斷的湧進來，我總是耐心地找到每個人的名字，可能花一個晚上或者一個禮拜跟他們聊著，每個人都有不同的病況但絕對有相同的哀愁。不知道我可以幫助他們多少，但我內心只有一個小小的目標，把我所知道的、所經歷過的全部告訴他們，希望他們能夠參考我的經驗，就像社會學習理論裡說的，「人要成長需要一個模範（model）」。我們的故事應該可以當作他們的某種借鏡，哪怕只是知道一個名詞，若能讓他們後續延伸出更多可能，那也是好事一樁。

朋友問我為何不把這些內容寫成一本書，當時我說這種書誰要看？他只淡淡地說一句：「我們都很需要，你也曾經徬徨過吧！你至少讓我們知道接下來可能會發生的事情，功德無量。」

因為如此，我決定把這段故事寫下來。準備寫這本書的時候是母親過世的一年後（二〇一六年），取材則來自我的記憶，還有當時隨手記下的一些手記，最後加上一些我執業過程中面對癌症患者的經驗。這些章節是經過我精挑細選出來的，也許會有細節稍有疏忽還請各位見諒。希望這些資訊能夠對所有在這條抗癌之路上奮鬥的癌友與其家屬們有所價值與幫助，祝福各位。

HI! HELLO!

PART 1

癌症 我們剛認識您

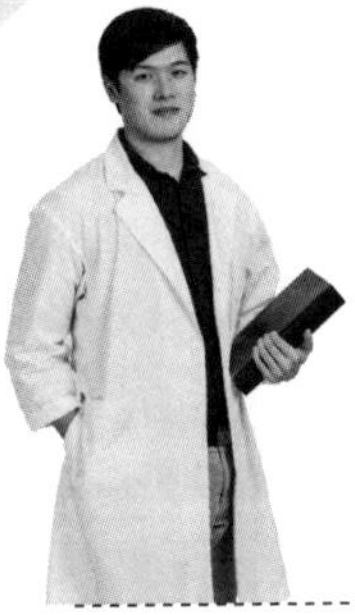

HI!HELLO!

1-1

我們該知道關於癌症的一些名詞

醫師在診間裡努力地解釋著，但很多名詞我們卻有聽沒有懂，常常問了一個問題之後，卻不好意思再問下去，相信是許多人看診的經驗。

學習關於癌症這件事

在談到治癌之前，第一步我們應該先簡單認識癌症，一般來說，癌症會依照癌細胞生成的位置來分類，比如像是肺癌、大腸癌、腦癌等。依照生成的位置又會有所區別，比如大腸癌又可分為結腸癌或直腸癌等。而各種癌症的種類，則會依照病理組織型態來分類，以大腸癌為例，可以分為腺癌、淋巴癌、腸胃道間質腫瘤等。**而病程、治療方式、後續治療的選擇及預後等也都會有所不同。**

醫師會判斷腫瘤在器官內生成的位置，一樣是大腸癌，有些人在右側結腸有腫瘤、有人長在左側結腸。腫瘤長的位置也會因為人體構造不同，而產生不同症狀，例如：左側結腸癌的患者可能就會出現排便習慣改變、糞便有鮮血，而右側結腸癌的患者則是會出現一些糞便潛血、貧血、上腸胃道症狀等。這些同時會影響治療的安排，例如手術的可能性或化療與手術的先後順序。

此外，癌症也分為原發性與轉移性，顧名思義，原發性腫瘤即是生長在同一部位，若腫瘤體積小，很有機會單純透過手術移除。但是人體有循環系統，癌細胞也會循環到身體的其他部位，比如可能隨著血液或者淋巴轉移到其他器官，進而發展成新腫瘤。

各種器官也會有不同的好發轉移位置，例如大腸癌容易產生肝臟轉移甚至到肺臟，而乳癌則是容易出現骨頭、肺臟或是腦部轉移。

一旦出現轉移的現象，表示治療的複雜度將會提升。以我母親為例，當時診斷是大腸癌合併肝臟轉移，當大腸癌的部分處理完成後，幾乎把後續的時間精力都放在治療肝臟的轉移腫瘤，由此可知，轉移性癌症的治療有很大挑戰性。

癌症要找哪一種專科？

不像一般的感冒，到家裡附近的診所看診、拿藥就可以了，癌症需要專科醫師診治，所以您可能要需要知道該去看哪一科。

一般來說，會發現癌症常常是透過健康檢查發現的，由於健檢通常會有健檢醫師總評，他們會依據報告上的內容直接建議您找哪一個科別，這就單純很多。

另外，很多人是身體出現異狀，才開始求診，例如發現大便或痰裡有血、劇烈頭痛等，得根據症狀不同，至各類科別求醫。像是神經外科可處理腦部腫瘤、大腸直腸外科可處理大腸或直腸等癌症、婦科可治療子宮頸癌等。

若您有症狀卻沒頭緒，別緊張，或許先前往家醫科，由他們根據症狀做一些基本檢查，若真的高度懷疑是癌症，再透過他們轉介至相關科別，會省去不少時間跟不必要的檢查。

治療癌症會是一段長期抗戰，找到有經驗、有耐心且適合自己的醫療團隊，能讓這段治療之路順利許多。

癌症的相關名詞

癌症有一套完整的診斷流程與標準，屬於進階的醫學專科，在許多醫學中心、區域醫院往往是自成一科的重要單位。記得那時我們去看診，對很多事情還很陌生，我們不清楚醫師說的專有名詞所代表的意義，由於患者真的太多了，醫生很難在我們身上停留太多時間，他總是快速地解釋，我們也只能盡力地記住這些單字，然後自己延伸查詢資料。有些很晦澀，有些很淺白，當我們開始面對癌症的時候，先弄清楚它們的意義，就會對整個疾病的輪廓、進程更為了解，同時也能避免讓自己糾結在因不理解而導致的慌亂之中。陪伴母親抗癌的過程中，我也曾接觸過不少相關的名詞，於是我選擇了幾個較常見的詞彙，搭配佐證資料，進行說明。

癌症篩檢

癌症篩檢是現行常見的檢查方法，簡稱為「癌篩」。用以檢測出某些特定癌症。除了醫院裡的健檢外，社區裡也會配合「四癌篩檢」，通常由里長與當地的衛生單位舉辦。

隨年齡的增加有許多項目都有一定程度的減免或直接免費。**像是常規的癌症篩**

如：子宮頸癌、大腸癌、口腔癌、乳癌等四癌篩檢，就會因年齡有不同的減免。母親就是參與里民活動中心舉辦的篩檢活動，而發現異常。一般都是採集檢體，像透過內診的子宮頸抹片，採集糞便檢驗潛血排除大腸癌，而母親篩檢報告指出糞便裡含血，建議我們轉診後才發現這項疾病。許多人會抗拒受檢，除某些令人害羞的檢查外，更多是因害怕檢查結果不理想，後來從母親口中得知，她早知道糞便有血兩年多，但因生活繁忙，直到嚴重了才去檢查，著實已經錯過了治療的黃金時間。

癌症篩檢的過程幾乎感受不到痛苦，所以它很適合做為每年例行的體檢項目，不過準確的診斷還是要搭配抽血檢驗甚至影像學的檢查才能確診。

癌篩的準確率仍有少部分缺失，故不能完全依賴這個結果，有家族病史的人要更加留意，**定期檢查真的非常重要**，早期發現、早期治療絕不單只是個口號而已。

癌症分期

醫師通常會做「切片」，直接取下檢體化驗後，大概可以知道患者的癌症在什麼階段，再加以判定可能的治療方式。

為了使醫學溝通上沒有隔閡，醫師通常會向患者解釋癌症的發展階段，**臨床上**

採用國際常用的ＴＮＭ臨床分期系統＊註1，會依據其生成的部位、有無侵犯淋巴、有無轉移到遠端器官劃分為一到四個階段，大多數的癌症一、二期屬於早期，也就是治療效果較好的階段，三、四期就屬於晚期，情況比較嚴重。

我相信這會是癌症患者最常被詢問的問題，也是癌友本身最關切的，每個階段都有不同的處理方式，每個人情況也不會一樣，在復健領域的臨床工作上也有許多癌症第四期患者接受復健治療，外表與動作都非常正常，母親在手術後的一年內除了體力較弱之外，在我精心調整下生活也都自理，功能良好，不用過度擔憂。

五年存活率

得知自己的癌症期數之後，隨之而來的問題就是「五年存活率」，**五年存活率說白話一點，就是再過五次生日的機率有多高**。以大腸癌為例，根據國健署的資料顯示，第一、二期可達85％，第三期約60％，到了第四期則是僅有15～20％。

＊註1：ＴＮＭ臨床分期系統是美國癌症聯合會及國際抗癌聯盟發展出的ＴＮＭ（Tumor-Node-Metastasis）分期，也是目前最廣為臨床醫師所使用的分類系統。Ｔ是指腫瘤的大小，Ｎ指淋巴腺轉移，Ｍ指遠端器官轉移。

可以想像跟著疾病的進展，治療的難度會越來越高，因為腫瘤的侵犯位置與大小增加，加上癌友的身體狀況會走下坡，因此在存活率上會大打折扣。這**會根據不同的癌症種類、個人體質、對藥物的反應而不同。**

癌症是一個很全面的疾病，它的治療成效取決於患者本身的體質、治療的積極度、早期發現等因素，所以若醫師告訴你五年存活率很高時，你可以暫時鬆一口氣，但千萬不要輕忽，應積極的面對治療。若醫師說機率很低時也別氣餒，因為只要還有希望，就千萬別輕言放棄，倘若真的不願過度積極的治療，也該配合醫師執行一些緩和的療護，減少疾病所帶來的痛苦。

緩解率

了解存活率之後還會延伸出像是「緩解率」等名詞，**緩解率多用於淋巴癌、白血病相關非實質性腫瘤的診斷，指的就是癌症消除的程度。**

其中又可大略分成完全緩解、部分緩解，因不同癌症而有不同的定義。

預後

「預後」也總是出現在醫師對病患的談話之中，**預後表示該疾病經過治療之後**

預期恢復的情況。假設多數患者接受過某種治療後有很大的改善，或者該疾病的治癒效果很好，**我們在臨床上會稱之為「預後良好」，反之則稱為「預後不佳」**。

預後也與癌症的種類，生活的部位、以及治療的難易度有很大的關聯。

復發與追蹤

現行癌症的治療大致上以五年作為分界線，比較積極的療法像是手術、化療、放療等，多會集中在剛發現的前兩年，剩下的幾年屬於控制、追蹤其復發的情形，若五年內原發的部位沒有偵測到新生的癌症或沒有發生轉移的現象，在臨床上就可算是「治癒」，我們會假設它不會再發生。但也非絕對如此，有些患者過了五年後沒有異狀，但到了第七年卻診斷出復發，所以**縱使過了五年仍要持續追蹤，有些醫師甚至認為癌症未來可能走向慢性化的狀態，當治療告一段落，要像高血壓、糖尿病等一般慢性病一樣，長期追蹤並控制**。

癌症晚期

當醫師向病人宣告你是屬於癌症第四期時，病人面露狐疑地說：「第四期喔，還好，那總共幾期？」「總共也只有四期。」醫師答。病人一聽表情往往很凝重。

癌症第四期是晚期的癌症，但隨著醫學的進步，**越來越多的晚期癌症可以有治療的空間，透過某些療法也能有效地提升存活率與時間**，母親治療期間所接觸到的資訊也都指向**晚期癌症不應該等同於末期**。

癌症末期

當患者的疾病已經到達無法治癒的狀態時稱之為末期。末期病人可能出現許多症狀，這些症狀來自於癌症的影響或先前治療所殘存的後遺症等，像是疲勞、食慾不振、疼痛、水腫、過瘦、腹水＊註2等。當這些症狀陸陸續續出現時，**身為家人應該要有所覺知，對於患者的治療態度要有所改變，可以考慮更多緩和式、安寧式的療法，幫助患者在人生最後階段可以保有更多尊嚴與快樂**。

副作用

有一天母親在化療的時候，一名住院醫師對著一位病患解釋著藥物的副作用，「我想知道這顆藥的主要作用，你跟我說副作用幹嘛？」病患說。

「先跟您解釋副作用，服用後出現這些症狀是正常的。」醫師耐心解釋著。

「我都怕沒作用了還管副作用。」病患打趣地說。

醫師苦笑說：「副作用大多是一些症狀，不是真的藥物作用啦！」

副作用是指在治療過程中因治療方式的機轉所帶來的症狀。常見的副作用像是化療所引起的頭暈、噁心、嘔吐、掉髮、嘴破等。放療或者電療亦會引發副作用，如：皮膚發癢、口腔潰瘍、疲倦等。副作用的出現不可避免，並非每位癌友都會產生，可以透過輔助的藥物緩解，如母親化療前都有注射止暈、止吐劑，有些是要自費的藥物，因此我建議經濟許可下最好還是酌量使用，有助於減少患者的痛苦。

副作用的控制是很重要的課題，往往會影響治療的進度，如果症狀太嚴重，醫師為了安全會延後治療的時間，所以平時就要特別留意。

惡病質

惡病質是癌症患者常見的問題，根據美國國家癌症研究院的資料，超過五成以上的癌症患者會出現惡病質，使得患者的身體、營養狀況都會惡化，此時癌友的外表會產生改變，即是癌症病容。當病人在短時間內體重快速下降，合併出現肌肉萎縮流失、倦怠無力、厭食、沒精神、電解質不平衡、噁心等情形，稱之為「惡病質」。

＊註2：腹水是指腹腔有液體聚積，常見的因素是肝腫瘤、肝硬化等等。

導致的因素可能來自醫療因素、癌症本身、心理狀態等，通常醫療上會給予藥物，緩解不適的症狀、增加食慾、改善精神，另外是加強營養的均衡攝取與維生素的補充，**惡病質會影響整體的治療進度，要非常小心的處理。**

化療

化療是非常普遍的癌症療法，就是利用化學藥劑透過口服、注射的方式殺死癌細胞，化療雖是常規的療法但會帶來相對的副作用，依據注射的藥物而定。

化療的目的分為兩種，一種是預防性，通常用於二期的癌症，為了避免外科手術遺漏的癌細胞，醫師常透過化療進一步清除，減少復發、轉移的機會。**另一種為治療性，用來處理無法實施手術或器官轉移的癌症部位，端看醫師的判斷與處置。**

標靶藥物

有別於化療藥物的全面性攻擊，標靶藥物更像是導彈**能夠直接精準的攻擊癌細胞，減少對正常細胞的傷害及副作用的產生**。這個優點也讓標靶藥物在癌症治療中獨領風騷將近十年，有許多癌友甚至會跟醫生說，只想做標靶，不想做化療。

當時我們也有類似的念頭，但母親的主治醫師解釋過，標靶只能算其中一種治療項目，也並非人人都適合，通常還要搭配特定的基因檢測，來確認癌友是否適合施打標靶藥物，再者，現行標靶藥物的售價昂貴，長期使用可能會造成一筆不小的開銷，而且也有抗藥性的問題。雖然目前標靶藥物在臨床上已漸漸普及，但仍無法完全取代化療與手術，因此配合醫師的建議，嘗試各種不同的療法組合會比較理想。

放療

放療指的是透過高劑量的放射線照射來殺死或縮小癌細胞，常搭配手術或化療使用。許多癌症都適用放療，例如大腸癌、腦癌、肺癌、直腸癌、前列腺癌、頭頸癌等，由於放療屬於局部性的治療方式，對於某些不適合手術的患者，如：年長者、身體狀況不佳者，放療可以是他們的另一種選擇。

目前**臨床上也認為手術搭配放療可以減少復發率與增加生存率**。再者，放療也經常被當作緩和醫療的一種方式，在腫瘤的情況已經不可治療時，透過放療可以縮小腫瘤體積，避免引發後續的疼痛與不適。

免疫療法

免疫療法是目前有別於化療、放療、標靶、手術的新興治療，而其原理是讓免疫細胞學會辨認抗原。免疫療法有兩種機制，有些單株抗體標靶藥物（如：爾必得舒），其實也算是免疫療法的概念，其中以特定抗體與藥物結合，藉以辨識腫瘤上的抗原，進一步誘導殺死癌細胞。另外一種則是活化人體的免疫細胞，進而殺死癌細胞，如：醫師會抽出病人本身的免疫細胞，透過各種抗體加以誘導，最後輸回病人體內，這些受過「訓練」的免疫細胞，就會辨識癌細胞，達到毒殺癌細胞的目的。

當時母親的主治醫師也有建議我們可以嘗試免疫療法，但是售價太高，每次治療要近20萬元，不過醫師也說，免疫療法目前在臨床上屬於新的療法，效果因人而異，建議我們先採常規的治療方法，之後再考慮。

癌症指數

癌症指數代表身體正常的細胞因為病變而開始分泌一些蛋白質、多醣體等物質，希望透過血液檢驗檢測這些物質的數量，來了解腫瘤發展的狀態，可說是個很方便的檢測法。母親開始治療之後，每隔一段時間就會抽血檢驗，醫師會說癌指數上升還是下降，下降表示治療可能有效，但母親好像從來沒下降過，母親的主治醫師也強調，**癌指數不能作為完全判斷的標準，只是便於檢測故作為參考。還是要加上影像學（例如：電腦斷層、核磁共振、超音波）檢查才能確認。**

緩和醫療

從字面上的意思來看這種療法大概會讓人很絕望，但卻也是另一種思考模式。癌症是以根治為目標，但當癌症已經嚴重擴散而無法治療時，緩和醫療就是一種考量，其目的是讓癌友在所剩的時間裡擁有有尊嚴、有品質的生活。緩和醫療的治療方式副作用小，過程中也不會造成太多痛苦，讓患者可以延長存活的時間或者能夠減少疾病所帶來的不適，比起積極性的治療，緩和醫療可以是癌末患者的選擇。當時母親結束所有標靶藥物治療之後，也曾接受過短暫的緩和醫療，只是她仍執意積極治療才尋求另外的管道。

癌友、家屬、醫師三方面必須溝通與協調，找到屬於癌友最適切的療法。

以上都是常見的相關名詞，若有更多疑問，網路上專業的文獻、衛教文章非常的多，可以上網搜尋更多資訊或直接請教您的醫師。

SHARE IT

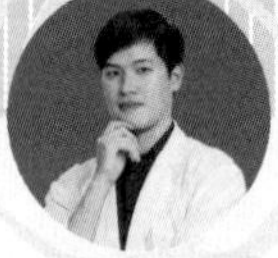

癌症家屬＆職能治療師心得分享

1. **癌症期數**有其參考價值，但不要迷失了，每個階段都有相對的處置方式。

2. **五年存活率**，一樣是相對而不絕對，存活率高低可以做參考，但積極的處理才有希望。

3. **預後**，表示經過治療後預期的效果，預後良好時，表示治療的效果好，痊癒的可能性高，或者現行的醫療處置，有助於改善該疾病所造成的影響。

4. **癌指數**是透過血液檢測而來的數據，用以快速的判斷癌症治療的成效，但仍須搭配影像學等檢查。

5. **化療、放療**是癌症常見的治療手法。

6. **標靶藥物**能直接精準的攻擊癌細胞，減少對正常細胞的傷害。雖然已逐漸普遍，但仍無法取代化療與手術。

7. **緩和醫療**，以緩解症狀干擾為目標，可以增加患者的生活品質、尊嚴。

HI!HELLO! 1-2

發現—身體好像有點怪怪的

若家人的身體出現一些小症狀，我們應該要關心並督促就醫，千萬不要輕忽身體發出的警訊。在家人的陪伴下，盡早接受檢查才是最理想的做法。

缺乏危機意識時，會對所有警訊毫不在乎

寫這個章節對我來說是個極大的挑戰，因為這大概是所有經驗裡面最模糊的一段，我慢慢回想才發現，其實很多事情早已悄悄發生，只是我們渾然不知。

二〇一四年的春天，我仍然在高雄為我的實習作業焦頭爛額，在精神科裡每天與病人打交道，搞得我自己都失去了現實感，離開醫院總有難以言喻的茫然。精神科的門禁管制很嚴格，進出都需要刷識別證，身為一個小小的實習治療師為了避免大家的負擔也盡量不任意外出，因為鑰匙只有一副。就連訂餐也都直接訂進辦公室裡。不過那天趁著中午外出的機會，終於到了戶外。

漫步在高雄街頭，風還有些冷冽，我撥了電話給母親，當時母親的身體狀況雖然不佳，但還算硬朗，除了慢性病外，也不曾看過她有什麼不適，所以我跟她談話的內容自然跟身體沒有什麼關係，總是聊著食物、政治、簡單的幾句寒暄。那時我的關心只有一點點，不想說太多，因為總覺得有些肉麻跟難為情，常常很快就掛斷電話。但那天我忽然問了母親，她現在人在哪裡？她說她在醫院，這一點我倒不意外，反正平常看診、探病、拿藥，母親進出醫院十分平常。

我繼續問：「去醫院做什麼？」

母親有點尷尬地說：「來檢查一下，腸胃怪怪的。」

聽著母親的回答，我心不在焉地說：「腸胃炎喔，注意飲食啦！」

我們的對話就在輪到母親看診時而結束。而此時，我根本沒有把事情放在心上，反正就繼續過我悲慘的實習日子，每天固定的兩次團體治療、病歷書寫、報告、期刊閱讀，這些事情塞滿了生活，突然有天想起來要打電話給母親。

「喂，老母喔！」我說。

「嗨，堯哥。」母親說。

我心想哪有媽媽叫兒子堯哥啊，實在是有違常理。

「幹嘛這樣叫？」我繼續問著

「沒有啦，今天跟了會，從你的戶頭先領了三萬塊出來。」

「難怪今天這麼客套，真是無言。」我嘴裡碎念著。「老母，阿怎樣？上次檢查還好嗎？」

「普通啦，但好像還是要再檢查幾次。」母親回答。

「多檢查幾次喔，為什麼？」我天真地追問著

「醫生說有一點潛血，會排下禮拜再去。」母親語帶無奈。

我安撫著母親說：「好吧，別擔心啦，有可能是痔瘡，那就記得要去檢查，應該沒事吧？」

時間就這樣一直過了下去，直到我想起的時候大概已經是五月份，距離上次關心母親已是一個月前的事了。

記得那是周五的傍晚，我懶懶地騎著車從高雄回台南老家，可以思考一些無聊的事，想一些逗趣的冷笑話，此時老母的病況又浮現在我的腦海，心裡有一些忐忑，

雖然讀過生理學、病理學，但覺得沒什麼大事，當晚在家吃過飯，我只是隨口問起，母親卻說發現大腸內有瘜肉，我有些震驚便詢問後續如何處理，母親說先電燒掉，等待後續化驗結果。

自此，我開始有一點自覺，這好像不像一般的疾病，所以我不時催促著母親從小診所換到大醫院進一步檢查，母親說她再安排。那時候，因為喜逢台北小阿姨的婚禮，一連串的忙碌跟儀式也讓我們忘了這件事，忙完台北婚禮後，母親才真正的去做更深入的檢查，而我也回到高雄繼續拚著高考。

過了幾天，我在電話裡對母親說：「我覺得妳還是轉去大醫院檢查一下會比較好。」

「再看看。」她回答得有些猶豫。

我懂她的為難，母親始終不是一個忌醫的人，她應該是擔心她出了狀況，會影響我爸的工作、經濟來源，當時他們的經濟已經不算理想，跟我的某些病人一樣，會犧牲身體的健康來避免影響收入。後來我再問母親有沒有什麼其他狀況，她說肝指數比較高，我認為這需要更多診斷，於是拜託哥哥就近帶母親去大醫院檢查。

當被宣判得了癌症，才發覺事情不單純了

有天母親來電告訴我，她可能要動一次刀，這句話令我一時半刻有些語塞，聽得出來母親的語句裡有點焦急，我說要陪她一起去看門診，她才終於鬆了口氣。

我趕了火車回台南陪母親就診，母親跟我說是晚上的診，並特別強調這個醫生是很有名的外科醫生，很難掛號，透過關係才排上的。我沒有多想，到家後已經七點多了。我催促著母親該動身前往醫院，母親說應該不用這麼早，隨後塞了一張掛號單給我，上面載明適當報到時間是凌晨一點（沒看錯就是半夜一點），我對於這位醫師過人的體力，以及就診量而驚訝！看來真的是名醫等級的。

那晚我們到了醫院，門診大廳早已人去樓空，只剩這個診區還門庭若市，大家都是慕名而來的，慕得是盛名，期待的是能夠獲得最優質的治療，再久都願意等！母親說她上一次已經來做過化驗，所以這次是來聽取報告的。

時間滴答地走過，彷彿提醒著夜晚的寧靜，我們明白這是必經的路，只是當時還沒進入狀況，今天就是來確認的，至此，我突然有一點膽怯了，腦裡的想法開始一個接著一個竄出來，每竄一個就趕快低頭查詢，搜尋的關鍵字越積越長，才發現

每個字看起來是如此醒目。再再提醒著我們，這些事情或許都會發生。

等了許久，堂姊在這時出現了，我堂姊是我母親從小帶大的，就像她女兒一樣。她說要陪母親一起進診間，我樂得輕鬆，一方面自己也害怕聽到什麼壞消息，二方面真的是很累，時間正好來到凌晨一點，終於輪到母親的號碼，看著她與堂姊的背影進入那鵝黃色的診間門後，從那刻開始，我們的人生將有劇烈的改變。她們進診間好一陣子，我轉頭問了女友小芳為什麼這麼久，她維持一貫的冷靜說可能是要講解得比較詳細吧。

「也是，如果沒救了，他就叫你回去了，根本不會說這麼多。」我戲謔地說，小芳一拳打在我的肩上，這一拳也順便把我打醒。不久之後，她們終於出來了，眼眶都紅紅的，我白目地問是否太想睡覺，此時又被揍了一拳。

其實我大概也猜得出來情況不是太好，**跟多數癌友一樣，從懵懵懂懂到知道自己的狀況總顯得不太真實**，好像醫生說完之後，便莫名被掛上這個名稱了，我們一點一點接收這些訊息，**直到醫生說，很遺憾你得了癌症，從那個時間點開始，事情已經不是這麼單純了。**

名醫不等於名聲，尋求適合的良醫就診吧

透過友人介紹，我們找到一位醫師，據說是大腸直腸外科的第一把交椅。當時心想，聽過醫界許多交椅、沙發椅，最好不要浪得虛名。但也因為他的盛名，讓母親願意信任這位醫師，在各種規勸下，轉到大醫院做更進一步的檢查。

母親在這位醫師的診治下還算順利，他很貼心與仔細，只是他實在太有名，所以門診的時間總是被壓縮到很短，且常常看診到半夜，對我們的體力造成了一些挑戰，向他請教問題的機會也變少許多。

這是母親那一輩的堅持，覺得名醫才可能有好的治療效果，這中間的因果關係很複雜，有些好醫生因為看診仔細，所以病人量不多；有些醫師其實是給了很中肯的建議而不得病患愛戴，所以名氣大是否代表品質好我目前沒有定論。但必須思考他的名氣是來自於他的技術、細心問診、替病患著想，還是只是單純的有名而已。

我想病人會想找名醫是人之常情，不過除了相信他們的專業判斷外，就診的感受也很重要，畢竟有些名醫會因為病人、外務太多而失去看診的品質，常出現醫界中流傳的「一分鐘看一位患者」的情況，這都是選擇醫師時要考量的重點。

另外，一位忙碌的醫師有時也會影響治療的進度，常見的像是出國、進修等，在我執業的過程中，時常聽聞到患者抱怨因為醫師的行程滿檔，而導致他們的治療被異動。還好，母親治療的這一年多來並沒有遇到這種情況。

後來我懂了，其實除了名氣之外，**我們更應該打聽的是醫師的「名聲」**，有些醫師名氣很大但是名聲不好，可能來自於他的看診方式、治療風格等，我想這沒有絕對的標準，但是多多打聽，或許對我們就醫時的權益會比較有保障。

此外，有些醫師的主控性很強，使得病患沒有選擇權，當然醫病間立場不同，醫生覺得是為了患者的治療著想，但患者考量得更多，像是錢夠不夠、會不會很痛苦、是否有足夠的資源等。又或者，如果您是個對治療有很多疑問的患者，那您絕對不能找過於強勢的醫師，否則會讓後續的醫病互動變得很緊張與不信任。

我相信每位醫師都很用心也都有他們獨到之處，所以不論您找的是名醫還是普通的醫師，**回歸到醫病關係上，還是要尋求能夠符合您就診習慣的醫師**，才能保持順暢的溝通，讓治療更順利。

陪伴抗癌，學習等待與心靈的支持

癌症是很複雜的疾病，需花很多時間很仔細的檢查，畢竟除了檢查之外，還要等待報告出爐與醫師的講解。記得母親第一次門診檢查到確定罹癌，前後將近兩個半月，其中歷經X光、抽血、大腸鏡、核磁共振、正子造影等的檢查，每個項目都是一次等待，但只有精密的檢查才能正確的診斷，避免誤診。

癌友難免有焦急的反應，身為家人，**陪伴是很重要的，除了可分擔檢查時所須辦理的手續外，還可給予心靈上的支持**，有家人陪著一起面對困難與挑戰，會比較有信心，也可以讓氣氛輕鬆一點。

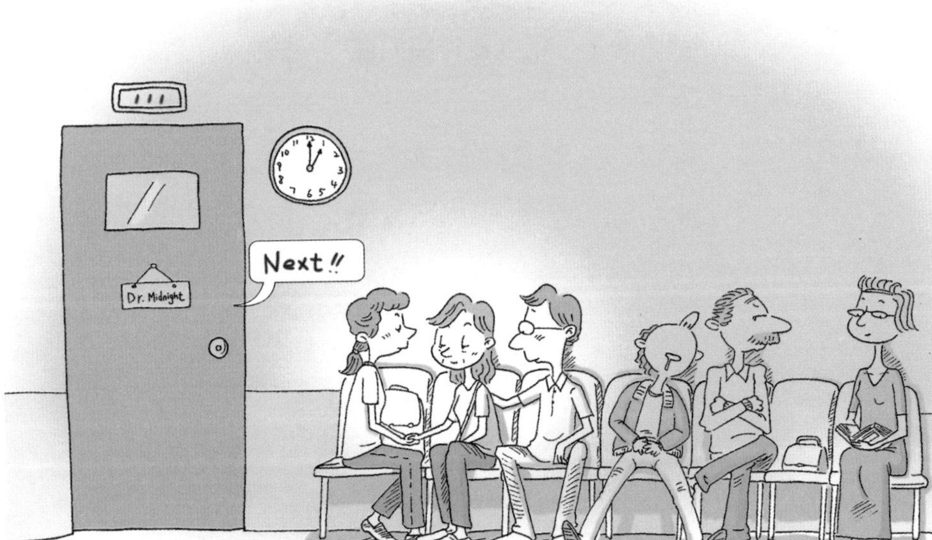

◎陪伴抗癌，學習等待與心靈的支持。

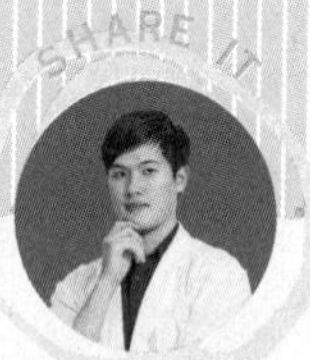

癌症家屬&職能治療師心得分享

1. **發現**往往來自無意間，再次強調**早期且定時檢查**很重要。

2. 檢查的過程很繁瑣，請**耐心等待**，惟有**仔細檢查**才能做出最適切的診斷。

3. 就醫時可以先打聽醫院與醫師的風評，**選擇自己信任的醫師與醫院**。

4. 選擇就診的醫師是門學問，除了名氣之外，**選擇適合您就醫習慣的醫師**會比較恰當。

5. 母親確診的當下真是一片茫然，但不論是看診還是每項檢查，我們都陪著她，給她**支持與力量**，一起面對接下來的挑戰。

HI!HELLO! 1-3

動刀吧！癌友身分證GET！

母親細數著身上有幾道疤，開心臟的、生小孩的、加上這次的。

我們天真以為手術後，就能一切恢復正常

經過密集的診察與諮詢後，醫師還是決定以手術的方式進行第一步的處理。當然這是個重大的決定。母親在手術前就把我跟哥哥叫到床邊，她沒有交代後事，而是要我們把家掃一掃、倒垃圾，提醒我們記得要吃飯。最重要的是要求我們對手術一事絕對保密。這算是老一輩的忌諱吧！對於就醫治療都希望越低調越好。手術的事情大概只有幾個人知道而已。我明白母親對多數人封口其實是害怕引起騷動，就連阿公阿嬤也不知情。

不過我娘算是老江湖了，術前的住院絲毫感受不到她的憂心。老母，你都不會緊張喔？」我好奇地在床邊問。她淡定地說：「怕？老娘連心臟都開過了，腸子有

什麼好怕的。」當下我只覺得母親十分勇敢，這份勇敢與毅力也延續到往後的治療。

十多年前，母親因法洛氏四重症＊註1在台大醫院動過大刀，那次的經驗讓她格外自豪。對於手術也就不這麼害怕了。不過她的心臟比較差一點，她的主治大夫認為在手術後，需要進入加護病房觀察，為了避免術後手忙腳亂，醫師安排了「參觀」加護病房。

參觀的行程也是很特別的經驗，一群病人集合之後就有專門人員帶大家到加護病房參觀並且告知相關規定，只差沒拿一根旗子。「一兩天還好啦！」母親走在人群後面語氣十分泰然。我看這群人就她最為淡定，四處閒逛，完全不像隔天要動大手術的病人。

說真的，當時我們感覺開腸手術，某種程度而言應該不會是個複雜的手術，不論是以外科學的角度或者以連續劇的角度來說，剪掉壞掉的那一段，剩下的接起來，好像很容易。醫生是這麼說的，電視也是這麼演的。事實有這麼順利嗎？

母親選擇用「腹腔鏡」的手術方式，「鏡」這個字讓所有聽到的親友都很安心，以我們粗淺的概念就是塞根管子、開個小洞，比起以往剖肚開腸，已經算是非常輕微。

我們一直沒有認真看待這些事情，天真以為手術過後，一切就會恢復正常。當時適逢國家考試，對於母親的病況，頂多就是點到為止的關心，心裡其實沒有很掛念。這一切卻從護理師進來病房替母親安裝鼻胃管的那一刻開始變質。

我知道那會很痛，所以稍稍迴避了一下，避免自己看到痛楚的一幕。此時卻傳來一陣哀號，這感覺彷彿在自己身上一樣，平時看過許多中風病人裝鼻胃管，看久了其實很習慣，但發生在自己母親身上時，卻有一種說不上來的複雜心情。母親在護理師的引導下起了身，擦了擦眼角被擠出的眼淚。又恢復淡定的對我說：「好啦，快回去念書吧。」接著就躺上了推床，準備去手術，我心裡湧起一陣心酸。

我跟著來到手術室門口，眼前的這片鐵門才幾吋厚，卻彷彿把母親與我隔了萬里之遙。

＊註1：法洛氏四重症是指心臟出現四種先天性的異常，早期是嚴重的疾病，近年來因手術技術的進展，現行已經有許多患者利用手術矯正，恢復健康。

手術之後讓我們多了一個新任務——抗癌

手術開始後，我們被引導到人山人海的等候區休息，等候區的螢幕上顯示親人目前手術的階段與位置，例如：手術中、恢復室等。母親的名字顯示在手術中的欄位裡，我開始默禱一切平安。而我父親不斷地來回踱步，好像他可以進去幫忙手術一樣，哥哥心不在焉的滑手機，堂姊則是一直打盹。原本以為，這場手術大概兩個小時內就能完成，畢竟當初根本不覺得是大手術，甚至還類比成一般的盲腸開刀，所以大家都沒有放在心上。時間是會溜走的，時間真的悄然離去，回過神來已經過四個小時仍沒有動靜。大家面面相覷，一股緊張的氣流也莫名湧現。

「怎麼這麼久?是老母腸子太硬嗎?」老哥放下手機問道。

「可能，醫生弄得比較仔細吧！」我語帶遲疑地回覆。

簡單的對話，掃亂了原本安靜平穩的氣氛。二阿姨開始低頭誦經，如果真的要說擔心，我想就是從這一刻開始的吧。「某某某的家屬，請到一號會談室。」這句話表示手術告一段落，醫師會跟家屬說明病況。廣播喚走的每一家人有喜有悲，但至少他們都短暫的從焦急之中解脫。我們卻還在不安裡頑強地抵抗著。

不知不覺已到了晚上九點鐘了，印象中母親開心臟也不過八小時，開腸卻花了快七小時，實在令人擔心。螢幕上也僅剩老母一人，倔得很。原本吵鬧的大廳也不復吵雜。突然廣播聲傳來：「黃阿惠的家屬請到會談室。」廣播聲細細柔柔的，語調平和帶著些許疲倦。二阿姨指示我們進去聆聽醫師講解情況。小小的會談室擠了六七個人。醫師一臉悠哉的坐著，手術服上有些血跡。

「敢看腸子嗎？」醫師問道。

「啥？」面對醫師的問題，大家驚訝的異口同聲。

「敢看有血的腸子嗎？」醫師又問一次。

「敢敢敢！」我們連忙回答。

醫師一笑，便從他的腰間拿出一包用綠色手術布包起的鐵盤，畢竟是他花了七個多小時從母親身上拆下來的，像是一盒寶藏，打開是一條血淋淋、約十公分的腸子，求學時，大體解剖學蹺了很多堂課，還好平常愛吃黑白切，還認得這是腸子。醫師清楚地解釋手術非常成功要我們別擔心了。

心中的大石頭總算放下，術後母親被轉往加護病房照料，我們隔著玻璃看著滿身管線的她，覺得心疼卻也替她高興，又撐過一關了。短暫探視之後，在微亮的長廊上，我們幾人對望，心中有著共同安心的默契。我留守，深怕有什麼問題，可以即時處置。我在剛剛的陪伴區找了張躺椅，輕輕地躺下，那是一種溫柔的回應，回應著恐懼、安靜。全身緊繃的肌肉突然獲得舒張，此時此刻我只想好好休息一下。據說手術是唯一能夠根治癌症的方法。**在某些時刻，我們都以為動了手術之後就海闊天空了，但好像沒這麼簡單**。不過醫師認為手術能夠免除許多麻煩，所以建議先做，在這個節骨眼上，**沒有個人意見，只有專家意見**。

順著傷口縫合的痕跡，封住的是另一段長期抗戰的開始。

SHARE IT

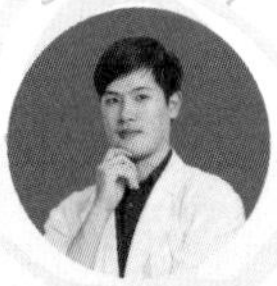

癌症家屬＆職能治療師心得分享

1. **手術**是癌症患者常使用的治療方式，據說是根治的方法。結束後，抗癌的挑戰才正要開始。

2. 有些時候**腫瘤過大**或**生成部位不利於手術**時，會**先化療後才進行手術，須依醫師的專業考量再做評估**。

GO!GO!GO!

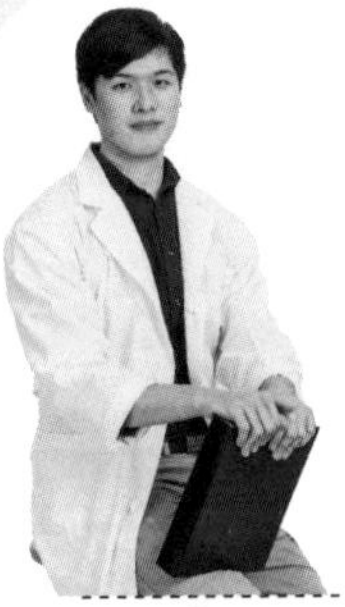

PART 2

開始 抗癌新生活

GO!GO!GO!

2-1 關於手術住院

休養與飲食是術後重要的環節，要特別留意，才會有良好的恢復，重拾健康的生活。

手術後的感染，迎來了一場硬仗

原本以為手術後就一帆風順了，誰知道命運總不如意，迎面而來又是一場硬仗。手術前醫師有說，可能需要住在加護病房觀察幾天。幾天聽起來是如此的短暫，但母親在術後出現嚴重的感染症狀，發燒、血壓、呼吸不穩定所以持續留院觀察。

她被分到燒燙傷的加護病房，由於燒燙傷病人都有高度被感染風險，所以限制僅能一位家屬入內陪伴，其他人則透過探視窗與病患溝通。母親的病床剛好在轉角，我們都在轉角的窗邊陪著母親，而就在這個轉角，我們經歷了一場生命改變的開端。看著她身上佈滿管線，人生到這一刻，才體會到所謂生老病死苦是何等複雜。

主治醫師每天都會報告她的情況，母親感染情況嚴重，為了確認感染來源做了細菌培養，但卻不見結果，影響醫師投藥的準確性，所以情況一直沒有顯著的改善。

每次會面的時間只有半小時，母親只能望向窗邊的我們，這一望，又牽起了多少鼻酸呀！入內探視的機會只有一個，這機會往往都被我老爸搶去，有時候會覺得他蠻有趣的，看起來沒有很關心母親，但其實比任何人都還要緊張。有一回他要我進去加護病房，我才剛回應說好，轉身就看到他溜了進去，留下一臉錯愕的我。說來也是奇妙，隔著窗不僅看到虛弱的老娘，也同時見證了他們特別的相處之道，就連插著管也都能吵上一架，實在使人好氣又好笑。

就這樣折騰了一個禮拜，有了令人振奮的進展。原本又粗又厚的氣管內管可以移除了。除了明顯較為舒適之外，睡眠也獲得大大的改善，高燒的狀態在醫護人員的照料下也退了，幾天之後母親被轉往普通病房。

至於為何有如此嚴重的感染症狀，在普通病房時，發生了一個小插曲，讓我了解發生的原因。那天下午，沒有其他的檢查，亦沒有多到數不清的訪客，我與母親有些昏沉，忽然有個年輕住院醫生在門外探頭探腦，我便招呼他進來，原以為是住院醫師來巡房，但他看起來很緊張。

醫師支支吾吾的說：「黃小姐，我是來道歉的。」

母親疑惑的問：「道歉？為什麼要道歉？」

他說：「那天手術時幫您更換管路，似乎沒特別留意，讓你造成這麼大的感染。」

母親笑著說：「哎呀，害我多躺了好幾天！」

醫師羞赧的一直賠不是，這時母親突然正色說道：「以後不要隨便跟病人道歉。」

對於母親這番話，我們都愣住了，不過，後來她表示很高興醫師願意來說明原因。但母親又擔心，若這位醫師以後又跟病人道歉，病人不領情反過頭來找麻煩，那這位善良醫師的前途恐怕會留下不佳的記錄，母親的體貼，到了這種時刻都依然散發著。

促進復原品質，該住單人病房嗎？

在病房內的生活總是吵雜，失眠的問題隨之而來，母親盤算著用保險的費用，可以支付她升等到單人病房。換到單人套房後，住起來雖不像飯店的豪華，但也有幾分神氣了。母親失眠的狀況漸獲改善，什麼安眠藥也沒吃，靠著錢解決這項困擾。

由於雙人病房的病患、訪客會比較多，無形中增加許多感染的風險，因此，後來才感覺到住單人病房的好處，除了能讓患者休息更充分之外，也能減低感染的風險。這個想法也一直延續到母親化療的那段期間，除非沒有病房，否則會盡可能的安排單人房。

因此，如果**經濟上許可，或者身體狀況不佳，有高度感染風險的癌友，為了自己的生命健康與休養品質，我建議這筆錢不要省。**

或許復原總來得不知不覺

復原是漫漫長路，母親的肚子上仍插著兩根引流管，每天早上我看著護理師將整瓶的污血倒個精光，經過一夜又是滿滿的一瓶，有點像我在電視上看到採橡膠的過程。每天重複這樣做，內心的著急也悄悄進到了血液當中。有點忘記住了多久，直到有一天，我看到引流管中的液體變得清澈，就像稍帶著血絲的組織液。護理師見狀通報，隨後來了一位專科護理師（以下簡稱專護），她把床頭的病歷拿起來翻閱了一下，並表示要拔掉引流管。

我起身問：「安排什麼時候進行呢？」

專護邊看著病歷邊說著：「就現在。」

母親一聽不禁瞪大眼睛：「現在？不用上個麻藥之類的？」

專護一臉輕鬆的回答：「就是管子拔起來而已，不會痛啦！」並指示一旁的護理師：「去拿滅菌手套來。」

母親一臉狐疑，但也只能聽從差遣。專護做好消毒戴上手套，一把將管子從母親的肚皮拉出來，只見母親臉色糾結，就像魔術師在抽絲巾一樣，伴著母親一聲哀號，總算是結束了。護理師們像是打完一場苦戰，正在整理戰場，簡單包紮之後，還寒暄了兩句。

專護脫著手套說：「應該不會痛吧？」

母親一手還拭著汗：「還好還好。」

專護叮囑著：「傷口不要碰水。」

我們連忙道謝，她們隨後離開了，我忍不住問了母親：「真的不會痛嗎？」

母親大聲喊道：「靠北！痛死了！」

語畢，母親無奈的閉眼休息，我則是大笑三聲結束這場突如其來的插曲。不知是否有因果關係，自從引流管移除後，母親的身體有明顯的改善，體力、食慾都變得很好，看起來是正向的發展。

SHARE IT

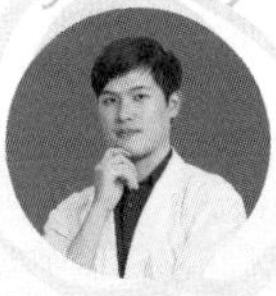

癌症家屬＆職能治療師心得分享

1. **飲食與休養**是術後很重要的過程，要特別留意，才能有良好的復原。

2. 休養的過程中若有感染、失眠的疑慮，或許可以嘗試住單人病房，**避免因與他人共用病房設施而受影響**。

GO!GO!GO!

2-2 關於化學治療

當護理師掛上兩包澄澈的液體，把機器打開看著藥水一點一滴的注入身體，你只有保持樂觀，把生死大權寄託在這包化學藥劑上，想想還真是有點難以置信。

一起來認識化療

化療是癌症病患常見的治療方式，母親也必須接受這樣的療法，我們對化療也不陌生，就是電視上常看到的那樣，此時閃過的畫面就是一個激瘦帶著毛帽，沒有眉毛且臉色蒼白的人，那是我們對化療病人的印象。自從得知母親要接受化療之後，我們內心也是這種想法。

在母親決定化療後，我研究了一些資料，包含醫學文獻、衛教文章，甚至還有一些病患的心得。我發現化療的方式、過程以及所謂的副作用，有一定程度的落差。

一般來說，面對惡性腫瘤會先選擇手術將腫瘤侵犯的部位切除，再使用化療加強根治，但也有些文章提及，對於過大的腫瘤或者腫瘤在難以處置的位置時，會先輔以化療使腫瘤縮小，接著再評估手術的可能性。

施行的方式也有區別，多數以注射的方式，部分用口服式，端看醫師如何選擇。主要是將藥劑送入身體中，希望這些化學藥物可以殺死癌細胞，過程中或多或少會傷及正常細胞，所以可能會引發副作用。

常見的副作用有掉髮、噁心、嘔吐、食慾不振、口腔黏膜破損等，但由於體質的關係，並非每個病患都會出現這些副作用，或者出現的強度也會有所不同，副作用的情況因人而異。

化療的使用需要醫師詳細的評估以及病患對疾病的看法。母親在被告知需要化療時，隱約就能感受到其實情況沒有我們想像的容易。大腸癌的化療藥物有許多種類，醫師會依照病患的狀況安排適當的施打順序，所以患者會聽到醫師說明所謂第一線化療藥物、第二線化療藥物等，其實就是治療方案，當一線無效可以往後選擇二線方案，增加生存的可能性。

讓化療能順利進行的前置作業

為了應付化療所需，醫師建議母親化療前，在身上植入人工血管做為基座，使注射的藥劑不要直接傷害血管，以利進行治療。只是當時甫經歷重大手術，聽到要再次手術，內心其實有點抗拒，但醫師說跟開腸子那次比，這是超級迷你的小手術。

母親接著說：「這有啥好怕的。」

我問她：「這有什麼好得意的啊！」

醫生在一旁補充：「對啦，不用全身麻醉，一個多小時就可以完成，當天就可以回去。」

就這樣，後來我們安排了一個下午到醫院手術，再度踏回那層樓，內心有些適應不良，前些日子才在這裡經歷死生交關，現在又來。雖然母親看起來一切安好，不過總是害怕過多的醫療處置會對她的身體造成負擔，心情有些複雜。手術一切順利沒有特別的問題，結束後護理師告訴我們一些衛教資訊便讓我們離開。母親說過程中沒有什麼特別感覺，隱約可以感覺到血管被挑動，醫師跟她閒話家常，聊得樂不可支，聽起來好像真的挺歡樂的。

人工血管的傷口不大，約是十元硬幣大小，在左胸上有一個浮起來的管線，基本的傷口照護幾天就沒問題了，需要特別注意的是人工血管植入後，要**避免植入側有過多、過高的舉手動作，或者不要抬舉過重物品，當然也不要過度緊張，對一般日常生活不會有太多影響**。在臨床治療上我曾遇過幾位病患，因為被告知不能亂動而矯往過正，所以他們的肢體，尤其肩膀都變得特別僵硬，發現手不能動之後，才來復健科請治療師幫忙拉鬆。**過度限制活動是不對的，仍然要保持適當的活動**。

為了避免血液在人工血管中凝固，要定期去醫院沖洗，倘若持續接受化療的人則不用擔心，因為化療前護理師都會幫忙沖洗，門診癌友也可以定期到醫院沖洗。

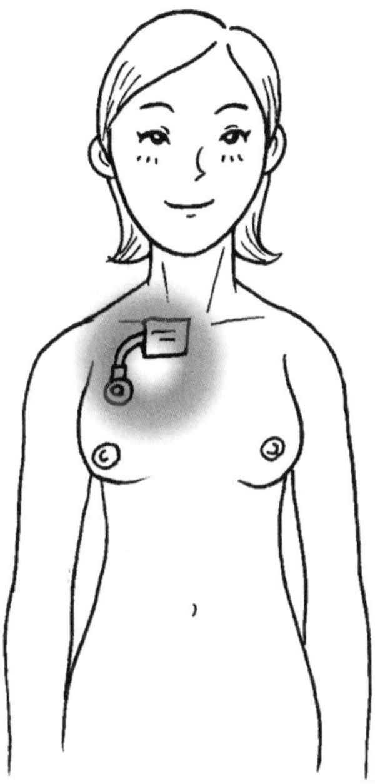

◎植入人工血管，以利進行化療。

化療也需考量醫生的時間安排

大腸癌的化學治療方法多以注射為主，母親身為一個癌症第四期的患者，各種藥物都嘗試過，只是這打針不同於普通的打針，都是要住院才能完成的。當然也有「門診化療」，必須端看病患的情況，若醫師許可，有些化療是可以在門診以四到六小時的時間注射完成。

母親的化療注射時間是四十八小時，可以兩周或三周化療一次，辛苦而不痛苦。現在的醫院都很貼心，讓我們能將治療安排在週末，比較能夠妥善安排照顧人力。

由於這是規律的行程，每次治療前也都需要經過醫師評估與調藥，因此與醫師的時間安排上，需要配合適宜，而這也呼應了前面所說的，找醫師時要考量到醫師的時間、會不會很忙碌，若是治療的時間經常變動，比較容易造成生活及治療安排上的不便，需列入考量。

藥物治療的選擇與考驗

大腸癌的藥物治療一般分為傳統化療及標靶治療兩種。化療和標靶藥物有不同的作用機轉，二者適當地應用，能增加病人的存活率。

受到某些觀念的影響，母親起初對化療有些排斥，所以我們曾經詢問過醫師關於是否能完全使用標靶藥物的事情，醫師向我們解釋，一般傳統化療也是非常重要的治療藥物，以化療搭配標靶藥物的療法，是臨床上常見的準則，不可完全偏廢。

而母親則是先後歷經了一種化療藥物「抗癌妥」以及兩種標靶治療藥物，分別是「爾必得舒」、「癌思停」，還有一種口服式的化療藥「截瘤達」。但當時我們對於治療的藥物沒有很深入了解，只知道要乖乖配合醫師的處方，後來我們自己搜尋了資料，發現晚期的大腸癌，仍有很大的治療空間，加上醫師口頭上的鼓勵，讓我們對化療的療效充滿信心與期待。隨著醫學的進步，現行出現許多稱為標靶藥物的發明。標靶藥物的使用，比起傳統的化療藥物來得更為精準，由於可以針對目標細胞進行打擊，所造成的傷害會小很多，所出現的副作用可能也會比較少。

只是羊毛出在羊身上，標靶藥物的價錢當然不低廉，就像別想用滷肉飯的價錢吃到海鮮麵一樣。以我母親的治療計畫來說，第一階段使用第一線的化療藥物「抗癌妥」、六次化療，共三個月，由於符合健保給付的標準，因此出入院的花費不會很高，我們僅需負擔住院的費用而已，一個月大約要支出1～2萬元。

每次入院化療前，都會再抽血檢查，通常會檢查「癌指數」，了解癌症治療的情況，指數越高表示情況沒有改善，當然這不是絕對，只能做為參考。每三個月會照一次電腦斷層掃瞄，透過影像學證據確認腫瘤生長的情況。

母親第一階段的治療結果不理想，醫師決定用到第二線藥物，化療配合標靶藥物「爾必得舒」，這次同樣施打六次，但這次是自費療程。一般來說，由於化療與標靶藥物的費用太高，所以健保給付的條件會比較嚴苛，用藥一段時間後要透過醫師的定期評估資料，才有機會可申請到給付，所以常會有患者自費治療的情況。

第二階段開始，根據醫師的評估，母親一次治療需要三個單位（Unit）（每一種藥的單一劑量都不太一樣，醫療上就稱之為Unit，方便醫療人員調配）。一個單位一萬多元，算一算連同住院的費用，每個月就要花費近十幾萬元，這麼一來，已經開始造成我們經濟上的壓力，但我們仍然沒有放棄任何一個能治療的機會。

副作用的出現與面對

第二階段的治療，副作用明顯許多，像是嚴重的暈眩與嘔吐等，不過我們主動向醫師提出想要自費注射止暈、止吐的針劑，減少副作用的影響。整體看來，症狀被控制在母親可以忍受的範圍內，也沒有干擾療程的進行。是否使用自費抗暈、止吐的藥物沒有絕對答案，但母親的使用經驗還算理想，所以如果經濟允許，或許可以諮詢您的醫師，減少一些副作用的危害。

第二階段化療進行三次之後，母親的指甲開始出現紅腫、有傷口等現象，當時的主治醫師也覺得有些棘手，於是便安排我們到皮膚科就診。皮膚科醫師診後認定是甲溝炎，並表示這也是化療的副作用，現階段只能控制它，擦一點藥膏並保持滋潤，化療暫停之後才會好轉。

三個月過後，令人難過的消息是，第二階段的治療在檢查後，依然被宣告沒有顯著改善。這對我們來說是個沉重的打擊，心情落差很大，情緒也越來越緊繃。那天門診醫師在紙上寫下了第一線，第二線、第三線的藥物名稱，如今劃掉了兩個不就只剩第三種，倘若無效，還有退路嗎？

母親沉澱了三週，內心應該百感交集，她沒有求神問卜，也沒有慌張，三週後仍到門診報到，繼續第三階段的治療。我佩服她的勇氣，在絕望之後，能夠再打起精神面對挑戰，是不容易的事，我曾經問過醫師為什麼母親的情況始終沒有好轉，醫師說這就是每個人對藥物的接受度不同所致，退一步解釋或許就是命中註定吧。

第三階段治療也是自費，化療仍然持續進行，但標靶藥物換成了「癌思停」，整體的經濟負擔又更重了些。爸爸拿出他的退休金給母親支付醫藥費，有人說得一次癌症會傾家蕩產，真的是有幾分道理。查了一些文章，文中提及施打「癌思婷」者，可以增加存活率，以母親罹癌第四期情況來說，想要根治的難度比較高，但換個角度，若配合治療可減少生病所帶來的不適，增進生活品質，那也算是好事一件。

其實現在回想起來，會懷疑到底當時自費做這些治療的決定是否恰當。不過，我認為這沒有所謂的對錯，因為除了病況之外，**癌友的經濟能力、副作用、身體狀況、治療態度都是考量重點**。況且，藥物的健保給付不時會有所變動與調整，某些標靶藥物說不定會從原本的自費變成健保項目，進而減輕癌友的負擔。因此，除了癌友本身的看法，**不妨與醫師多討論，尋求專業的建議，找出適合自己的治療方式。**

從陪伴化療過程學習到的事

又過了三個月母親的腫瘤仍在頑強的抵抗著，這使我們不得不思考下一步，醫師推薦了幾種療法，母親決定帶著這些解答到別的醫院去尋找更多的可能性。

後來在親友的介紹下，我們想到台北的醫院，嘗試不同的療法。我們中斷治療一個多月、開始南來北返的看診求醫，看似找到下一個路口，才發現一切都是未知數。

在我們中斷治療的這段期間，醫師開立口服化療藥，企圖延緩在這段期間所造成的影響，但效果也不顯著。這一連串的打擊使母親不得不思考，下一步該何去何從，是否該選擇另外一種不是一般化療的方式，或許可以逆轉這個頹勢。

整體來說，化療的過程裡，生活改變並沒有想像中劇烈，母親並沒有像偶像劇裡的女主角，走路走到一半就虛弱不支而暈倒，一樣喜歡東嫌西罵，中氣還算足夠，但卻有些細節出現了變化。

化療這條路很苦，但卻帶來很大的鼓舞與希望，雖然不輕鬆，但身為家人一定要好好陪伴。

感染控制不只帶口罩、勤洗手

之前買過幾本癌症療護的書籍，裡面說到化療時，無不聞「菌」色變，然而，當時沒有特別的感覺，因為母親的狀況看起來很好，讓我們有點不以為意。

起初的幾次化療，總有許多友人來探病，有時兩人，有時四人，因為是單人病房，心情倒是自在了起來，滷味、飲料，「觥籌」交錯像是同樂會，我們也樂著開心，母親有人陪伴，又有美食可以嚐，一舉多得呀！

直到某次被照顧母親的護理師撞見，她把我拉去外面說了一頓：「好歹你也注意一下感染控制吧！虧你還當職能治療師，連這都不懂！」其實，我不是不懂而是忽略了，**原來感染控制遠遠超過戴上口罩，消毒洗手這麼單純。**

在化療期間癌友的抵抗力會比較弱，與他人過多的接觸，其實是一個很大的風險，尤其在醫院裡，很多「誠實」的朋友總是說，「我才剛去樓上看了某某人，順便來看看妳」，感謝你的好意與坦白，我們可以更防範你一點。醫師說母親的身體狀況還不錯，仍要注意基本的口罩不能少，隨時消毒洗手，避免感染。

●口腔是感染控制的大門

除了雙手之外，人體能夠與外界接觸的部位還不少，口腔就像是感染控制的大門，一個不小心就門戶洞開了，因此，要特別留意進食的部分。**醫師說盡量不要吃帶皮的水果，擔心清潔不淨，上面可能有農藥、灰塵、動物的排泄物殘留等等。生食也都不能吃，包含看起來很健康的生菜沙拉。**為了避免大家交叉感染，母親獲得了專屬的餐具，還被她嫌棄湯匙太醜只好再多買一副給她用。**吃飯前用熱水燙過餐具，洗完後再放進烘碗機消毒一次**，有人覺得不必這麼麻煩，但感染是很嚴重的，不可不慎。

●口腔清潔要小心

吃的東西很重要，吃完的清潔也馬虎不得。母親一開始不太在意，但化療後口腔開始出現一點微小的破洞。某次住院時，母親跟護理師抱怨嘴巴破洞讓她很懊惱。護理師很貼心的提醒我們要**保持口腔清潔**，原本母親一天刷兩次牙，但是化療後，變成吃完東西就會清潔口腔，**飯後用軟毛的牙刷清潔**已變成例行公事。

為什麼要用軟毛的呢？這是痛楚中學來的經驗，母親一開始也是不聽勸，硬要拿以前的牙刷來刷，但化療後癌友的口腔、牙齦可能會出現潰瘍，俗稱嘴破。口腔黏膜會變成脆弱又敏感，若不改用小頭、軟毛的牙刷，碰觸到傷口的疼痛感不說，原本沒有受傷的地方，也可能在粗魯的招呼之下二度傷害，久而久之就會影響到日常的進食與生活。

善用細牙線與漱口水

為了清潔牙縫裡的東西，我們買了一種線寬寬扁扁的牙線棒，它不像一般線材那般銳利，並且更加的滑順，在清潔時比較不會流血。

漱口水則沒有特別講究什麼品牌，我們幾乎都買開架商品，只是漱口水有刺激度、酒精含量的差別，我建議使用比較溫和的品牌。**過度刺激會造成口腔不舒服，所以含酒精、辣度過高的漱口水比較不適合癌友。**

至於口味的問題，剛開始我們自以為幽默的買了草莓、蘋果等口味的漱口水，母親喝過一口全倒掉，接著發了一頓牢騷。不少癌友會說他們的味覺在化療後似乎變了，所以漱口水還是買淡薄荷、茶香的即可，若味道太重反而造成癌友的反感。

學習傾聽生病親人的想法

癌友經歷化療後，生理的改變可以很直接的被觀察到，但我們卻常忽略了心理層次的變化，就像母親脫離了原本的社交圈，工作也被迫暫停了，她只能待在家裡，雖然是自己的家，但住久了還是像牢籠一樣。

很多時候家裡只有我跟她，因此我們之間衝突還真的不少，大多是生活習慣或想法的差距。就像家裡為了她裝淨水器，她覺得既然裝了淨水器，就不應該再把水煮沸一次，避免破壞裡面的礦物質。從微小瑣事，到她對生活的不滿，種種不如意，都會很直接反應在生活之中。起初，我都會跟她爭個你死我活，理論、案例、新聞通通搬出來，大吵之後，一方面佩服她吵架的脾氣依舊，更多的是我對自己的反省。

我們該學習當一個傾聽者，也要學習如何與生病的家人相處，這是所有癌友家屬的功課。後來我學會了，好好的聽她說，把我該提醒的話說完就好，只要不影響她的健康與生命就姑且聽之吧！如果真的聽不下去，稍微離開現場，沉澱一下再回來會好一點。從幾次的劇烈爭吵之後，我學會了一件事，不是該學著怎麼說贏別人，而是要知道哪些話說出來對事情沒有幫助。

化療之後，讓人沒話聊

這是一個長期抗戰的過程，母親在化療期間少了許多朋友，被她拒於門外者很多，她總是老話一句「怕感染」，但我知道她是愛面子。一開始還蠻好客的，後來可能擔心別人看到她的病容，所以漸漸地與朋友們疏遠。

另一方面，她對居家療養，顯得有些不太適應，總是悶悶不樂，我問她要不要找幾個朋友來陪她聊天，她回答：「不要，反正也不知道要聊什麼。」想想也有道理，生病之後的生活變得枯燥乏味，以前母親可以分享她上了什麼好玩的課，吃了什麼不錯的餐廳，現在她大概只能跟大家說醫院的伙食很難吃，或者醫院地下室東西賣的很貴之類的，母親說她漸漸地跟人沒話聊了。

人好似會絕緣，從某一刻起，母親跟社會斷了線，我懂她的憂愁，作為一個職能治療師，應該幫她解決這個社交失衡的現象。

同理感受，陪伴找樂子

從心理學的角度，陪伴可以帶來安定的感覺，尤其是熟悉的人，所以我很推薦，若我們碰到癌友時，不要不知所措，**只要陪著他們，這樣就很足夠了**。

試著去同理他們的感受，多數的癌症不像一般的感冒，反而像慢性病一樣，慢慢盤據我們的生活。在這個過程當中有很多需要等待的機會，等著化療、報告、檢查，難免會無聊、會慌張、會憤世嫉俗、會失落，不要試著去勸告或灌輸他們什麼正向觀念，在我的經驗裡，被敷衍甚至被拒絕的機率蠻高的。

只要陪著他們面對，支持他們，讓他們了解在這條路上，不會只有她一人單打獨鬥，就是我們存在的價值。

另外，抗癌這段時間裡，總讓人感覺特別漫長，連每一秒鐘都會被仔細的計算，所以找尋一些好玩有趣的事情，可以轉移一下注意力。我開始幫她重新建立一些常態的休閒活動，例如：幫她租小說，一開始她看得入迷，但後來我們覺得這些書應該很多人摸過，上面沾了什麼細菌病毒，我們也不能確定。因此，感謝科技發達，我們幫她準備平板電腦，改買電子書，既安全又環保。母親偶爾會抱怨那樣沒有看書的感覺，只好幫她買一些有封套的書，之後也沒什麼大問題。

另外追劇也是一個還不錯的休閒娛樂，它給我們一種期待，期待明天的到來，每個禮拜過完，就會希望時間過得快一點，因為母親想看下一集，讓無味的生活多了一點調劑。

那一年多的時間，大約看了數百集的連續劇，但絕對不是把影片放了人就跑掉，看劇的時候我習慣陪著母親一起看。那時韓國流行實境節目，看到某些當地有趣的商品或食物我就上網訂購；電視上常看到韓國人喜歡蒸一大鍋馬鈴薯、雞蛋的料理，我們也跟著嘗試，自己做看看，讓母親可以有機會體驗這些東西。雖然都是很普通的食物，但卻讓生活添了不少樂趣與新鮮感。

鼓勵外出，回歸正常生活

通常她化療結束一周後，體力稍稍恢復，我會陪她一起出門晃晃，我們大多選早上的時間，因為人比較少、太陽沒這麼酷熱，適合到家裡附近的小店走走。我也曾想過陪她去買菜，但考量菜市場裡人來人往、地板濕滑就放棄了。母親想了一個變通的方法，市場入口處有一家她習慣的肉攤，十多年的交情了，就先撥電話給攤販點肉，我再開車載她到市場門口，讓她可以在入口跟攤販拿。這樣，很單純的一件事，就能讓她覺得自己還是以前那個辛勤的家庭主婦。另外，買回來的肉，多數會分給阿姨們，母親要她們來家裡拿肉，順便分享她去了哪裡，偶爾也跟阿姨們一起出去走走，一段時間下來，母親漸漸地回到以前的樣子了。

其實出門並不困難，避開化療的前後幾天，在體力、生理狀況穩定的時候，戴著口罩，注意防曬或保暖，避免人多的地方，化療中的癌友一樣可以出門的。

化療固然有許多治療禁忌，例如感染控制、體力流失等，但是當這些問題被有效防治時，癌友也該讓自己回歸到正常的生活，有疑問可以請教醫師，當醫師同意之後，放寬心勇敢的去做吧！身為照顧者也應支持癌友，都是很好的學習與成長。

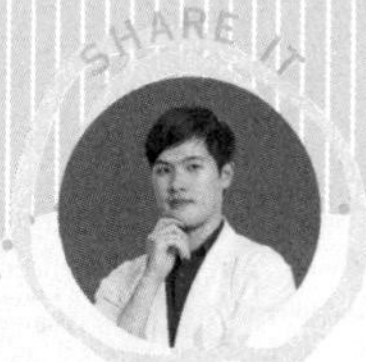

癌症家屬 & 職能治療師心得分享

1. **化療**是癌症常用的治療方法，手術前後都有化療的可能性，需依照醫師評估與處置。化療效果不一定，所以醫師會準備多種藥物的組合，逐一嘗試。

2. **化療會帶來許多副作用**，不同的藥品也會造成不同症狀。副作用並非每個人都會出現，就算有，程度也未必相同。

3. 某些**化療的副作用可以透過藥物改善**，必要時可以諮詢醫師協助。

4. 化療後易勞累，但仍要保持活動，並**均衡飲食**才能持續抗癌。

5. 化療期間**留意感染控制的問題**，口罩、消毒、避免與過多人的接觸是基本觀念。**口腔清潔**也很重要，軟毛牙刷、漱口水會是很好的工具。

6. 留意癌友在化療期間的**心理感受**，多多陪伴給予支持。

7. **休閒活動很重要，可以轉移注意力**。只要體力、身體狀況良好，並做好感染控制，偶爾出門可以放鬆身心靈，讓生活更豐富。

GO!GO!GO! 2-3

關於術後飲食

飲食是手術後第一個碰上的困難，也是一大學問。許多醫院裡面還設有營養師諮詢門診，民眾可以直接與營養師諮詢，面對面釐清飲食上的疑問。

術後該吃什麼？不能吃什麼？

飲食是手術後第一個碰上的困難，什麼食物該吃，什麼食物不能吃，我們一時摸不著頭緒。雖然我在醫院已經實習一年了，但是這方面的專業還是很不足，畢竟沒什麼經驗，只能上網找資料，趁醫師查房的時候詢問。醫師通常會提供飲食上禁忌，在此僅提供刪去法，看自己帶的食物是否為禁忌食品，剛接受大腸切除術後，**食物調味要清淡，不能過度刺激，像是加辣、過油、過鹹都不適合。易造成脹氣的食材也不建議，如地瓜、豆類等**，容易在術後初期感到不適。

雖然知道一些注意事項，在準備上還是顯得力不從心，我們想知道到底該如何準備好吃又營養的食物。護理師得知後，便建議我們何不找營養師諮詢呢？一開始我們對於這項服務還有些陌生，因為過往的經驗裡面，都是直接面對醫師、護理師，並沒有機會碰上營養師，但後來才知道，營養師在醫院有著重要的角色，他們肩負起全院病人的各式餐食，依照疾病、手術配合不同的食物，十分的專業，有時就連醫師，都必須請營養師協助調整患者的餐點，可見他們的重要性。

在許多醫院裡還設有營養師諮詢門診，民眾可直接與營養師諮詢，釐清飲食上的疑問。由於我們當時是住院階段，所以透過護理師照會＊註1營養師，教我們如何備食。營養師來後，先查閱了病歷，接著她開始細心提點我們術後飲食的順序與注意事項。比起醫師的說明，營養師針對飲食的介紹顯得更有溫度，還會結合當令的蔬果，教導我們要怎麼烹調會比較健康美味。以專業分工的角度來說，醫師是提供進食的期程，因為他對癌友手術的過程最為了解，也掌握癌友恢復的狀況，什麼時候該吃什麼東西，仍應由主治醫師定奪。**但是若是食材選擇、烹調、營養補充上的問題，除了醫師之外，找營養師諮詢亦是很好的選擇。**

營養師教我們的術後飲食法

●第一階段：無味米湯水

母親在術後的第一餐就是米湯水＊註2，算算母親手術前到術後第一餐，大概快兩周沒吃東西，一開始若大魚大肉恐怕也吃不消，米湯水吃了幾天，都沒有任何的調味，後來開始加點鹽，感覺母親就沒有這麼嫌棄了。

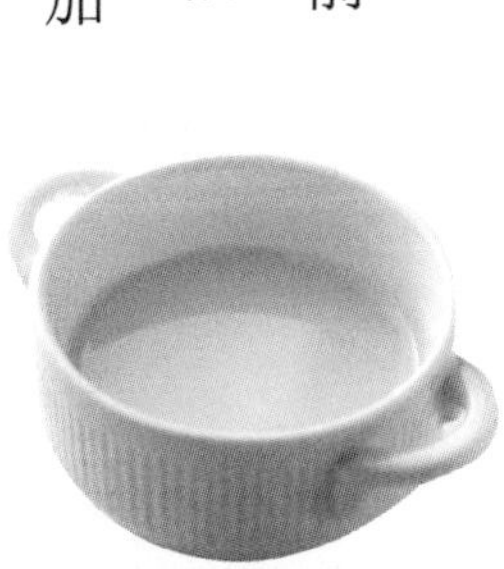
◎無味米湯水

●第二階段：先低纖飲食後高纖飲食

許多大腸直腸癌友接受腸切除手術之後，消化上會受到影響，醫師說我們除了主食像白米飯、麵條等，可以開始嘗試一點蔬菜水果，奶奶聽到欣喜若狂因為她覺得吃菜是件好事，所以興奮地替母親準備了炒高麗菜、空心菜、水煮花椰菜等菜餚，但營養師看到之後，命令我通通吃掉，讓我們有點錯愕。

＊註1：照會是醫院的一種制度，當某專業在治療過程中，需要其他專業協助提供看法與解答，例如：神經外科醫師替病患完成腦部手術後，常照會復健科醫師提供後續的復健建議。

＊註2：米湯水是煮粥時上面那層糊狀液體，嚐起來有一點白米的味道，通常是患者手術數天後的餐食。

她特別交代**一開始要從低纖維的蔬菜嫩葉開始吃，像是菠菜、莧菜的嫩葉等，或者一些不會過甜的瓜類，像是香瓜、木瓜等。以少量多餐的方式緩緩進食，**待腸胃適應食物後，才開始慢慢增加食材的豐富度跟多寡，**一般來說，術後的三到四周之後才會完全適應。**

第三階段：吃肉湯，也要吃肉

直到出院的前幾天，醫師說可以吃點肉湯、魚湯補充一下鐵質、蛋白質，母親喜歡喝湯，對她來說不成問題。台南有名的就是牛肉湯，阿姨每天早上請認識的店家幫母親煮一鍋牛肉湯，不加鹽、瀝過油的負擔會少一點。母親其實不愛吃牛肉，她甚至已經二十多年不吃牛肉了，所以她總是把湯喝光而已。我們很直覺的認為精華都在湯裡面，所以沒有特別改變母親只喝湯的習慣。直到有天被營養師撞見，馬上被她糾正一頓，才知道**營養元素都在肉裡，要乖乖把肉吃掉，才能真正補充到營養。**

第四階段：出院後的日常飲食應戒辣戒刺激

出院之後，飲食其實跟過往沒有太大的差別，但母親戒了不少東西，咖啡、麵包、還有辣。母親嗜辣的程度都讓我以為她是四川人，非常誇張的辣，但出院之後她不敢嘗試了，因為害怕過度刺激，造成腸胃的不適。

而平常的食物並沒有太多改變，**主食還是以白飯為主或是改成白麵條，偶爾加入一點點糙米。蔬菜的份量就比較多了，大概會有兩份蔬菜，接著肉量則少一點，大約是一個手掌大小的肉量**，這樣的餐點，吃起來剛剛好。

味道其實沒有特別考究，但是少油、少鹽、少調味料。不過，母親也不是每餐都這麼吃，她有時還是會懷念那些美味外食，所以偶爾也會吃一點，心情比較愉快。

真的很感謝營養師，從術後飲食，到後續的低油、低糖飲食方法，都給我們很多的建議。像是牛肉湯、鱸魚湯等營養品的製作，有她專業的衛教知識，使我們更安心的準備這些食材。這就讓我想起以前堂姊在家坐月子的時候，母親總幫她準備了許多好吃的補品，像是鮑魚、魚翅、燕窩、雞腿等，母親在一樓煮好，便命令我端上樓給堂姊吃，堂姊為了保持曼妙的身材，所以不肯舉筷，我與哥哥就大口的把美味菜餚通通吃光，最後甚至才端到二樓就被我吃完一大半。

回憶起這件往事，母親便開始滔滔不絕炫耀她當時的豐功偉業，雖然以前常聽她講這段回憶，但這次聽得特別起勁，可能是心境轉變不少，特別珍惜與她共處的時光，看到她在如此的苦難過後，能夠回復以往的快樂，讓我也感染了喜悅。

靠著適度的休息與飲食的調整，我發現母親的體力慢慢改善了，在病房裡閒暇的時光，給予母親靜養的機會，也放慢了生活的步調。

回想起來，以前似乎不曾有過這樣安靜的時刻。母親是個善於社交的人，業務出身的她有著無與倫比的團體魅力，能跟所有人打成一片，我們家的客人總是絡繹不絕。如今母親躺在醫院裡，少了那些觥籌交錯的身影，有些黯淡失色。但也正因為如此，或許此時的她，才有時間慢下來面對自己的身體、心靈。正當一切開始慢慢恢復正常的時候，眼前又出現了另外一個挑戰。

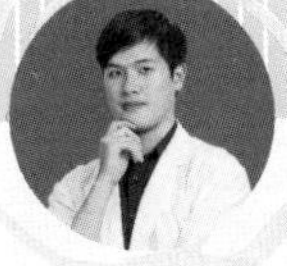

SHARE IT

癌症家屬 & 職能治療師心得分享

1. 營養師教我們的術後復原飲食指南共四階段，第一階段從**無味米湯水**開始進食。第二階段則是**先低纖後高纖**飲食。第三階段，**吃肉湯也要吃肉**。最後第四階段則是出院後的日常飲食，並應**戒辣戒刺激**，避免引發腸胃不適。

2. **復原時營養很重要**，術後飲食的期程，應依照主治醫師指示，若被允許吃一般的食物，**要循序漸進的準備適當的餐食，重視均衡的營養**。而在飲食準備或烹調時，若有任何疑慮，皆可諮詢醫院的營養師。

低纖維的
菠菜嫩葉

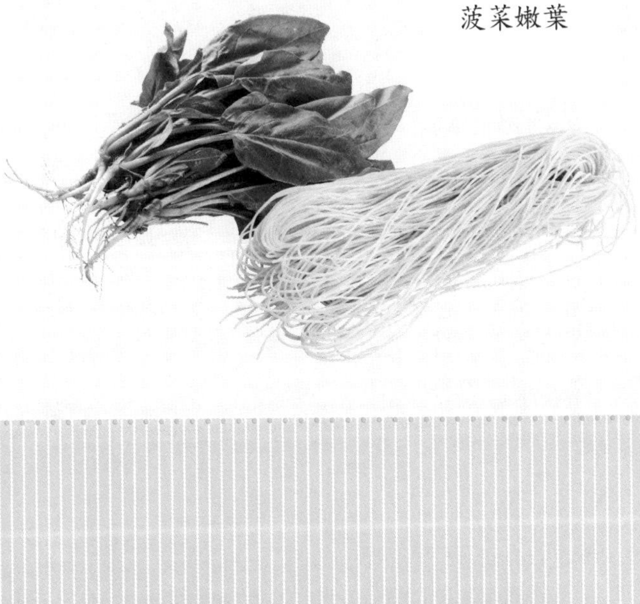

GO!GO!GO!

2-4 關於化療飲食

或許不是吃一碗美味泡麵所帶來的快樂，而是在索然無味的生命中，還能有一絲放縱的權力。

一碗泡麵的幸福

隨著治療時間的過去，內心的悸動會慢慢沉澱於平靜，甚至不安於平靜。尤其當治療的成效不如預期的時候，更容易招惹負面的情緒。兩周一次的化療已成了例行公事，像是月經一樣，固定會來，來了就讓人不爽。歷經數十次的化療，早已失去像以前一樣的期待，我們跟母親比較少討論關於病情或療法，也不會強求一定要吃什麼健康食物，燒餅、餡餅都可以，只要母親想吃就萬幸了。

這一天在醫院的病房裡，化療藥物的注射機器在一旁不識相的發出逼逼的噪音，我們都選擇忽略。彷彿處在不同的時空，各自安靜地翻著書，裝作一切都與彼此無關一樣，靜靜等待療程結束，感覺負面的有點親切、有些飄渺。累，是沒有方向的。長時間的治療使人疲累，對生活也會提不起勁。茶不思、飯不想，或許是沒有食慾，或許就是亂了套，讓我們不知道該如何是好。

中午時分，我像是一個服務生一樣，問母親要來點什麼嗎？她半躺在病床上，轉轉脖子輕嘆了一聲：「唉，能吃什麼？」語氣之絕望彷彿她走進了一間超級雷的餐廳，看到菜單上的炒青菜一盤要賣一千元那般的無奈。

隨後便進入一片無聲，安靜到駭人的那種。就像走過太多生命的風景，卻找不到一點駐足的地方。我倚著窗，看見窗下的馬路讓陽光灑落一地金黃，雖然看起來溫暖，思緒卻有些冰涼。頃刻間，我大喊：「靠！吃泡麵啦！」，此時門外的護理師推門拿了藥進來，被我突如其來的瘋狂行為嚇了一跳。

「你神經病啊！」母親一臉無言。

我害羞地道了歉：「拍謝啦！」

我媽手一揮的比劃：「護理師啊，看有沒有精神科幫他掛個號。」

此時護理師叮嚀著：「快去買給你媽吃啦！」

我有點雀躍地問：「吃泡麵好不好咧？」

母親回道：「好啊！快去買！」

母親面露如春光乍現般的和顏悅色，很久不見她這樣朝氣，充滿十足的希望與喜樂。而我也像如釋重負般，短暫的從緊繃情緒中解脫。我到便利商店，挑個母親愛吃的口味，飛快的奔回樓上加熱水泡麵。在茶水間又遇到照顧母親的護理師。

護理師一臉不可置信的說：「你真的讓你媽吃泡麵？」

我無辜的回應：「偶爾吃一點點嘛，她都不吃啊！」

護理師語帶堅定的問：「健康飲食，健康飲食你懂不懂？」

我調皮的說：「那買麻辣鍋好了。」

護理師翻了一個白眼便轉身離去，我像是被賞了一個耳光，不過我不以意，那四散的香氣蓋過了對疾病的恐慌。自從生病之後，母親面對生活的驟變顯得有點提心吊膽，例如：開始重視食物的來源、有機與否、農藥問題等。有時我買路邊的小吃給她，她就說那會致癌，我心想：「你不就已經得了嗎？」久而久之什麼都不敢吃了。有時，轉換用餐時的氣氛與心情，也有助於增加病友吃飯的動機及食慾。

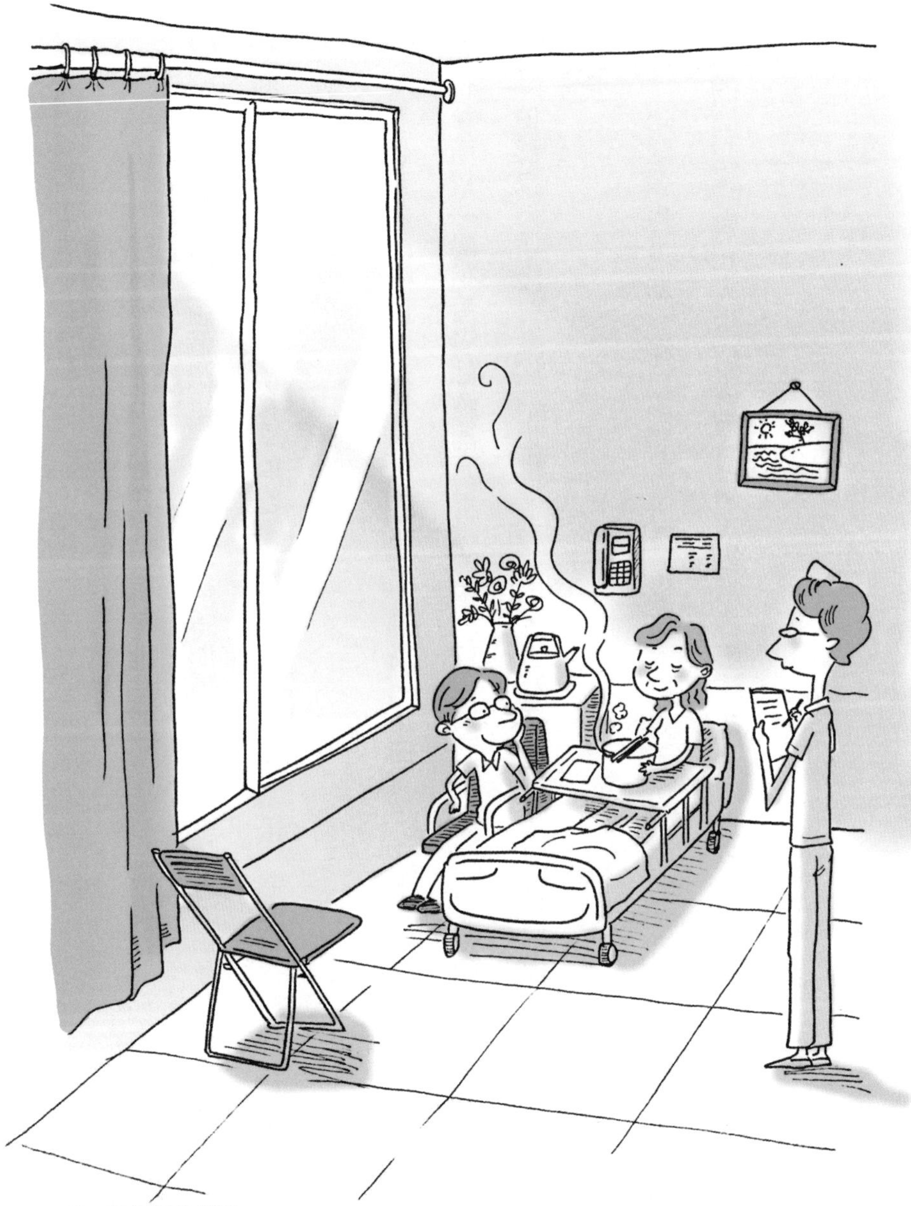

◎一碗泡麵的幸福

種種因素開始吃素了

後來，隨著疾病的進程，她對肉類開始避之唯恐不及，漸漸改為茹素。宗教信仰的成分也夾雜在這個決定之中。有一段時期是完全沒有吃肉，頂多在我的拐騙之下吃一些雞蛋，但一陣子後真的吃不習慣素食，所以又慢慢改回葷食的狀態，但還是把肉類的量減少許多。

我們都知道，肉類提供良好的營養、熱量與蛋白質，在提供能量上扮演重要的角色，所以一般化療者都會補充足量的蛋白質，來增加組織的修復能力以及維持體力。但醫學上並沒有全然禁止化療者茹素，也有許多醫學研究開始提倡素食的癌症飲食。

這議題也長期存在我們的醫療文化裡，不論是宗教或生態因素，是否該吃素的問題總會在人生病後被討論，也常會讓許多照顧者與癌友產生一些觀念上的落差。

化療期間吃素，營養夠嗎？

這個疑問其實困擾我們很長一段時間，因為與我的醫學教育觀念有些矛盾的地方，但現行的臨床實務上，好像也對素食者在化療期間茹素，保持比較正向的態度。

從台灣癌症基金會的衛教資訊中得知，茹素者在化療期間，若繼續茹素，應該**要注意營養均衡，可以透過像黑芝麻、堅果類等含鐵量較高的植物性食物，來補充營養素，時令的蔬果也是補充維生素的良好來源**。

還有一點很重要，台灣的素食很常出現加工品，那種食品裡油脂含量較高或含有添加物，應該盡量避免，並改採原形未加工的食物。

均衡營養與充足熱量是癌症飲食中的不二法則，但長時間進食素食的素食者，若食物攝取不當，容易有營養素不足或貧血的問題。素者食容易缺乏的營養素，主要是存在於肉類或奶類裡的蛋白質、維生素B_{12}、維生素D、鈣質、鐵質等營養素。因此，建議可以選擇奶蛋素，每天喝1～2杯牛奶，搭配雞蛋、牛奶來補充鈣質、鐵質、蛋白質等營養。

若維持全素食者，可於日常飲食中多攝取海藻類食物、發酵黃豆製品，例如：

每天飲用1杯豆漿、食用1／2塊豆腐等。另外，也可多攝取紅莧菜、紅豆、黑豆、黑芝麻等含鐵量豐富的食物。而適量選用深綠色蔬菜、新鮮堅果、豆類或穀類雜糧食物，如腰果、花生、紅豆、黑木耳、多穀米等，也可幫助增加營養素攝取。

全素者的蛋白質與維生素雖然缺少從肉類攝取的管道，但其實也有替代方式來補充，像是母親當時選擇的高蛋白補劑，是大豆蛋白粉，大豆蛋白是植物性蛋白，也是素食者補充蛋白質的優質選項。另外幫助人體運作的維生素也很重要，所以維他命C與B群也是不可缺少的項目。

化療過程中，飲食絕對是重要課題，也是影響治療能否順利的關鍵，中間的影響因素很多，像是體質、生理狀況等，每個人的條件不太一樣，所以是否能茹素應該與主治醫師多多討論，必要時可以諮詢營養師關於營養補充的問題。配合他們專業的意見來調整自己的飲食模式，才是理想的做法。

吃肉會不會導致癌症惡化？

至於有些人會擔心吃紅肉是否會造成癌症的惡化，根據美國癌症研究的飲食建議，每週可限量的攝取一些紅肉，這也暗示我們，其實可以在每一餐都搭配一些紅肉，補充營養。同時，研究也指出要避免食用加工肉品，如火腿、醃肉等。

至於紅肉好還是白肉好？當時我為此諮詢營養師，因為母親原本不吃牛肉，所以想找其他的肉類代替，營養師回答，**牛肉、雞肉、魚肉都是良好的蛋白質來源，但在脂肪含量上會有差異，通常雞肉的脂肪量會少一點，她建議我們可以交替著吃。**

不過，營養師也說若真的擔心吃紅肉會讓癌症惡化，那就吃白肉也沒有問題。最後有一件事要提醒，多嘗試把肉吃下去，營養都在肉裡，不要只有喝湯而已。

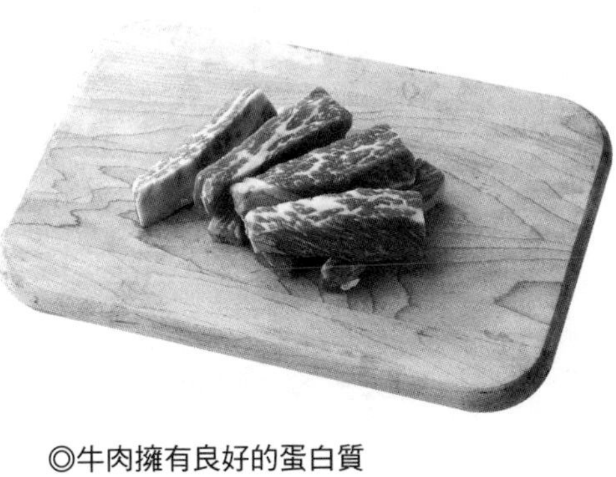

◎牛肉擁有良好的蛋白質

飲食均衡、少量多餐是原則

化療者通常會因藥物副作用而影響食慾或進食的功能，例如口乾、嘴破、腹瀉、口腔有異味感。這些情況有勞於照顧者或病人本身多留意。

飲食應保持均衡，少量多餐不失為一個好方法，盡可能保持食物的原型，避免過油、過甜、過鹹、過度調味，多數能攝取到營養，並保有不錯的進食品質。

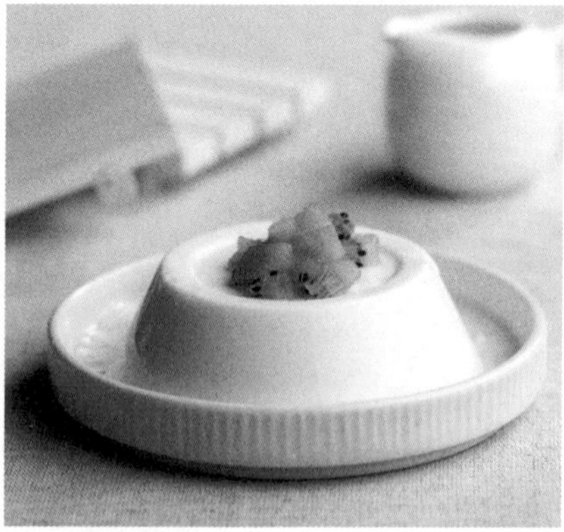
◎布丁等軟質食品

母親的嘴巴偶爾在化療注射後幾天，會出現些微的破損，此時我們會準備一些軟質、不刺激的食物，像是布丁、豆花、果凍先開胃。

再來主食會選擇小一點好入口的食材，肉也剪小塊一些，熱食也稍微放涼，才讓母親吃，雖然食量會受到傷口疼痛的影響，但看她仍保持一定的進食量，內心安心不少。另外，部分有吞嚥困難的病友，應向醫師諮詢是否有吞嚥的危險，若有需要，亦可找尋語言治療師，進行吞嚥功能的訓練。

尋求營養師意見補充營養品

正常的飲食帶來足夠的養分，使病人能在治療的過程中保持體力。但或許是食材的選擇上仍不夠豐富，導致我們需要靠著其他的補充品來增加營養素。

為此我們向營養師諮詢，我們需要購買什麼營養品。我們先概略提供菜單或飲食種類，以及我們目前的治療狀況給營養師評估，營養師建議我們多增加一些蛋白質、維他命的攝取。**營養品的補充也很重要，但千萬不要聽信偏方。若有相關疑問可以尋求營養師與醫師的專業看法。**

若是為了口腔黏膜破損，可以使用營養補充品「左旋麩醯胺酸」，來避免黏膜破損，另外也吃了B群補充營養。雖然說價格不便宜，但母親的確在改善飲食之後，體力進步了，口腔的破洞也鮮少發生，對於生活品質有明顯的改善。

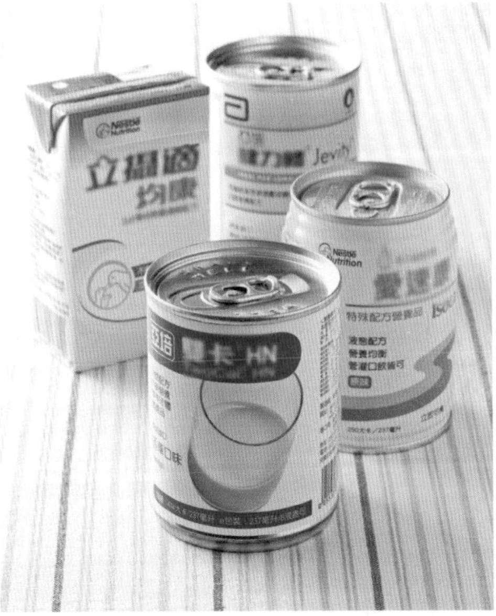

◎如何選擇及補充營養品請諮詢營養師

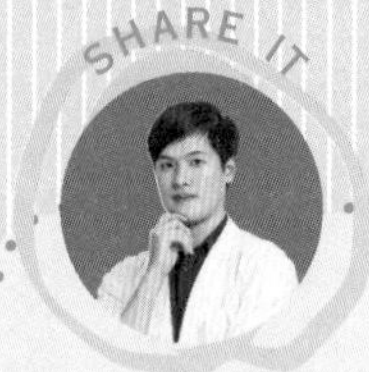

癌症家屬 & 職能治療師心得分享

1. **癌友的飲食重點應是均衡飲食、維持熱量及蛋白質攝取**，若是茹素者，可以考慮採奶蛋素，**增進鈣質、蛋白質等營養的吸收**。若是全素者，應以營養品如大豆蛋白、維他命 C 與 B 群來補充不足。

2. 若口腔出現破洞，可以將**食物剪小**，**避免過熱**、**過度刺激**，吃完之後應該**用溫和的漱口水清潔**，避免殘留物刺激口腔。

3. 轉換**用餐時的氣氛與心情**，有助於增加病友吃飯的動機及食慾。

4. **營養品的補充也很重要**，但千萬不要聽信偏方，若有相關疑問可以尋求營養師與醫師的專業看法。

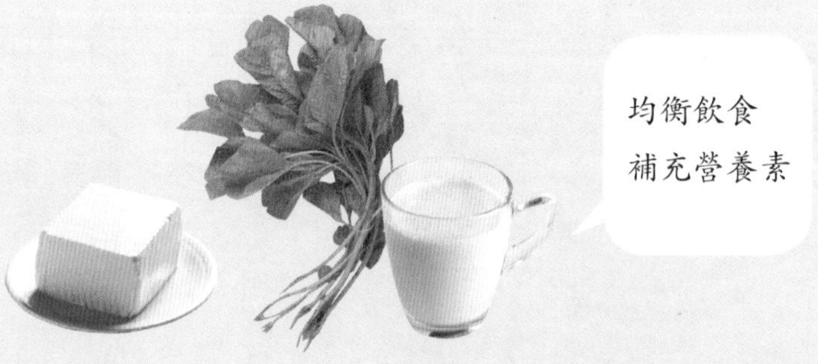

JUST DO IT

PART 3

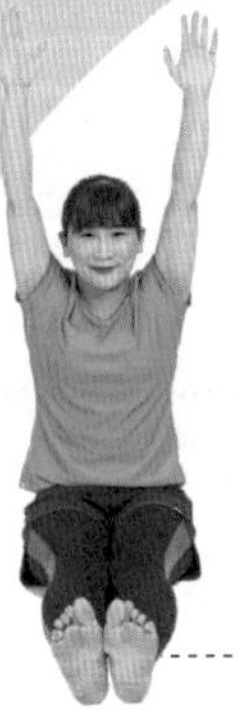

癌症復健
跟我這樣做

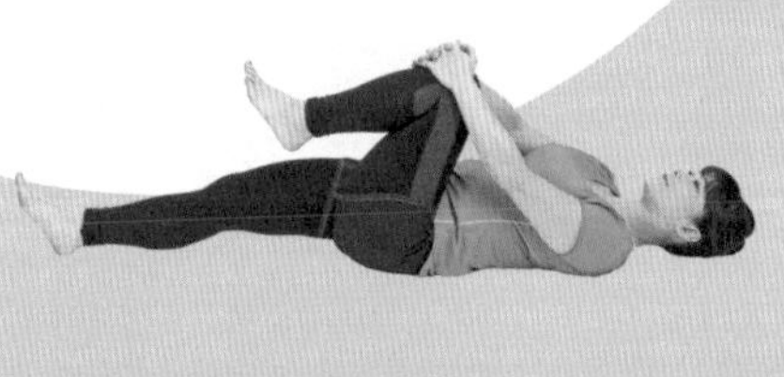

JUST DO IT

3-1

癌症術後復健行不行？

現在的醫療觀念已漸脫離「手術後要躺好別亂動」，而是在醫師確認可活動之後，循序漸進增加運動量，避免臥床過久的關節僵硬與體力流失。

跟著治療師術後復健

術後經過休養，母親的體力漸漸回復，在醫師叮嚀下，母親開始下床活動，但起身那一刻，才發覺原來母親手腳的力氣少這麼多。從復健醫學的角度，**臥床一星期肌耐力會下滑10%**。母親已經躺床超過半個月了，難免會有關節僵硬與無力的現象。

如果沒概念，請想像一下，趴著午休起來後，手是否會感到又麻又無力呢？又或者假日睡到中午才起床，是不是覺得全身僵硬痠痛，要伸展一下才比較舒服？同理可證，對於長期未活動的肢體，容易發生這種現象，所以在醫師允許下，治療師常會教導患者一些床上運動，避免肢體因臥床過久而無力。

癌友接受手術後，常需要臥床休息一段時間，但時間久了，身體的肌肉關節會因為少了活動而僵硬，進而導致日後更嚴重的次級傷害＊註1。所以治療師會針對臥床患者設計墊上活動，使患者**「保持關節活動」**，但請注意的是，要保持活動量，因為這些運動的目的不是做了之後，讓您變成阿諾那種超級壯漢，而是讓關節不會產生僵硬感，所以做起來不會特別吃力，僅會感覺些許疲勞而已。

但是每個手術的部位、深淺、癒合狀況程度不一樣，我建議先取得主治醫師的同意，再進行復健運動。因為過多的管線、傷口癒合的情況不佳、血氧濃度不夠都不適合自行做墊上運動。

以下介紹的這些運動適合一般術後的癌友，但若您有接受關節置換手術，請先諮詢您的醫師或治療師，避免造成傷害。

＊註1：次（二）級傷害（Secondary injury）指因為某項診斷或因素所造成進一步的相關損傷，以中風患者為例，中風者的肢體活動能力不夠易造成肢體攣縮、變形就可稱為次級傷害。

上肢運動

主要針對肩、肘、手腕等關節，適合一般手術過後的患者，沒有特別的禁忌，若您有五十肩等關節問題，不要勉強舉高，以自己動作可達之角度為主。

上肢運動　第1招　大鵬展翅

動作說明：活動肩、肘、手部關節

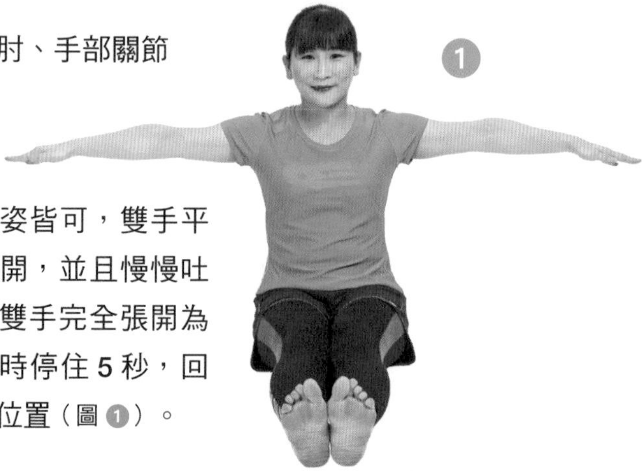

運動方式：坐姿、躺姿皆可，雙手平舉向外打開，並且慢慢吐氣，直到雙手完全張開為止，終止時停住 5 秒，回到原來的位置（圖❶）。

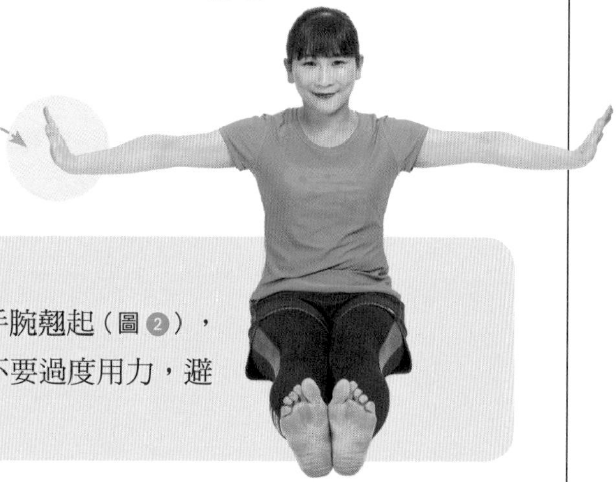

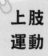

{ 小叮嚀 }

當雙手完全張開時可以將手腕翹起（圖❷），若手上有注射管線，建議不要過度用力，避免回血＊註 2。

＊註 2：注射時若肌肉用力會使血液回流到管線內，若出現回血情況，必須請醫護人員協助將管線回沖。

上肢運動　第2招　伸手摸星星

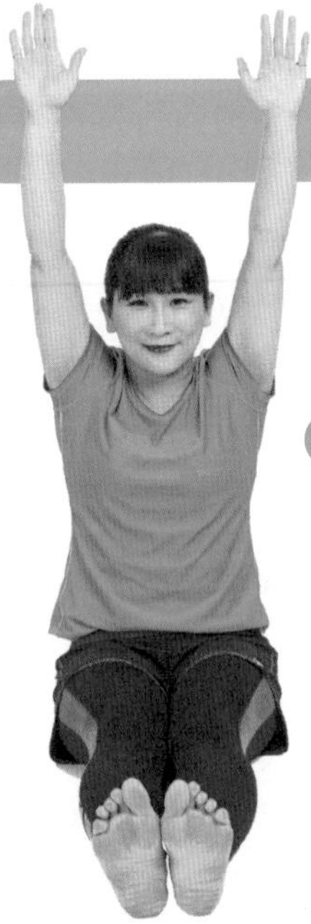

❸

動作說明：伸展肩部關節、上背部肌群

運動方式：躺姿、坐姿皆可，慢慢地把手舉高，過程中不要閉氣，也不強求要把手完全舉高，視自身的活動度極限而定（圖❸）。

❹

單側肢體無力時，可使用毛巾輔助

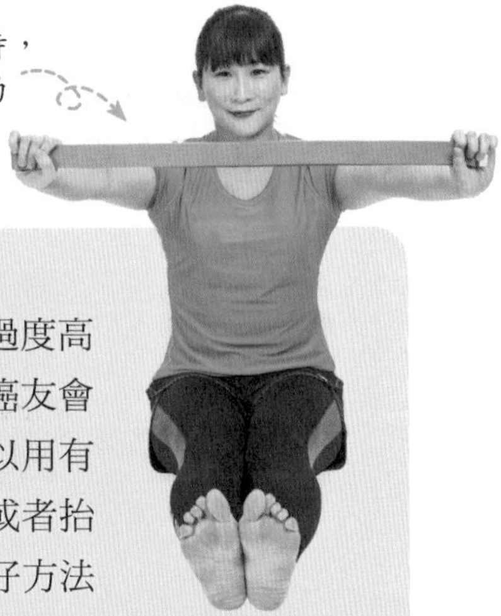

{小叮嚀}

若有裝設人工血管的癌友，切記不要過度高舉雙手，平舉至眼睛高度即可。有些癌友會出現一手有力，一手無力的現象，可以用有力的那隻手握住無力的手帶動高舉。或者抬舉力量不足時，抓握一條毛巾，也是好方法（圖❹），此運動亦可在躺姿下（圖❺）。

❺ 也可在躺姿下進行此動作

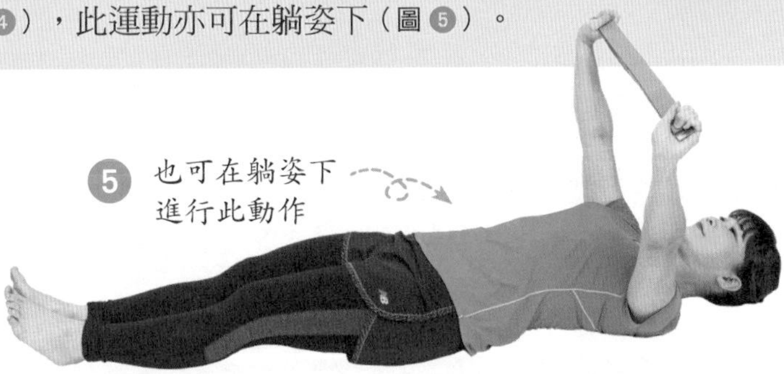

下肢運動

主要使用髖、膝、踝關節，有幾項是復健常用的運動，**適合一般手術過後的患者**，若您有接受髖、膝關節等手術，請先諮詢復健科醫師或治療師，這類手術術後有其特殊的復健流程與禁忌，切勿自行操作。

下肢運動

第1招　膝蓋軟Q操

動作說明：彎曲膝、髖關節，保持柔軟度

運動方式：以躺姿進行，雙手自然貼近床面、地面或置於腹部，腳板平貼於床（地）面，慢慢往身體靠近，使膝蓋彎曲後，撐住3～5秒，再慢慢把腳伸直。

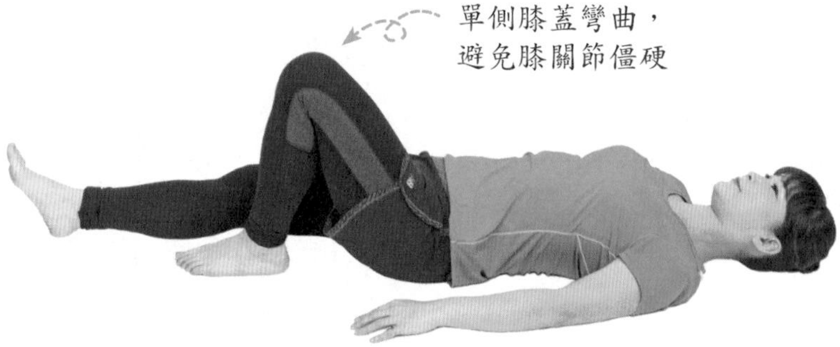

{小叮嚀}

在此提醒，有些下肢運動會牽拉到腹部（尤其是下腹），所以有傷口時，不要過度用力，有任何疑慮請先詢問您的主治醫師。

下肢運動

第2招　輕抬雙腳

動作說明：促進膝、髖關節活動度與力量

運動方式：在躺姿下進行，雙手自然貼近床面、地面，雙腳自然抬起，離床（地）面高約10公分，維持3～5秒再慢慢放下（圖❶）。

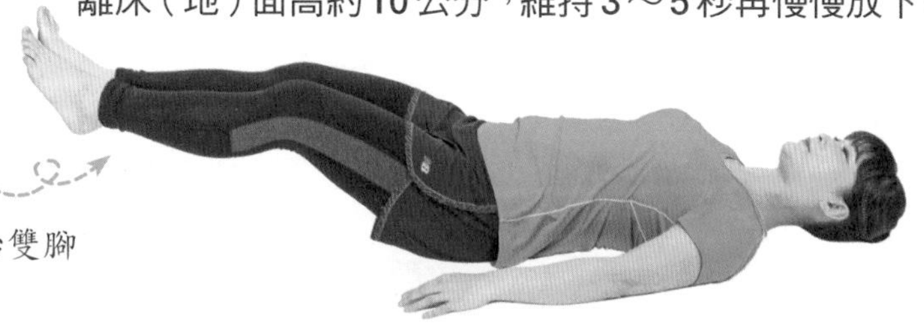

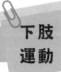

❶ 輕抬雙腳

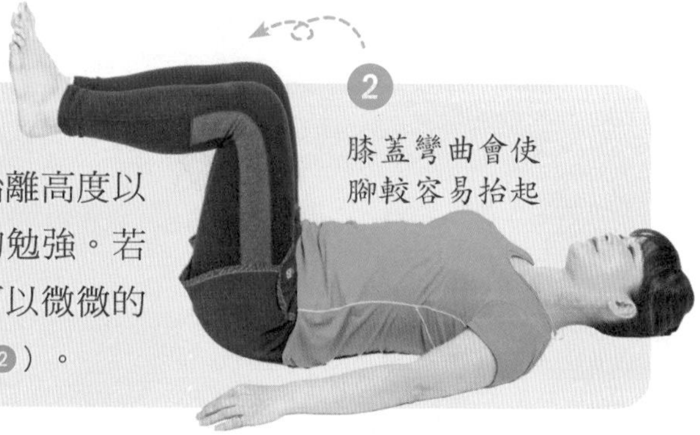

❷ 膝蓋彎曲會使腳較容易抬起

{小叮嚀}

過程中慢慢吐氣，抬離高度以個人活動度為主，勿勉強。若腳後筋較緊繃者，可以微微的把腳彎曲再抬起（圖❷）。

●進階：抱膝靠胸

若腳已可輕鬆抬舉，抬起後將膝蓋彎曲，並往胸口靠近，停留3～5秒後再伸直（圖❸）。

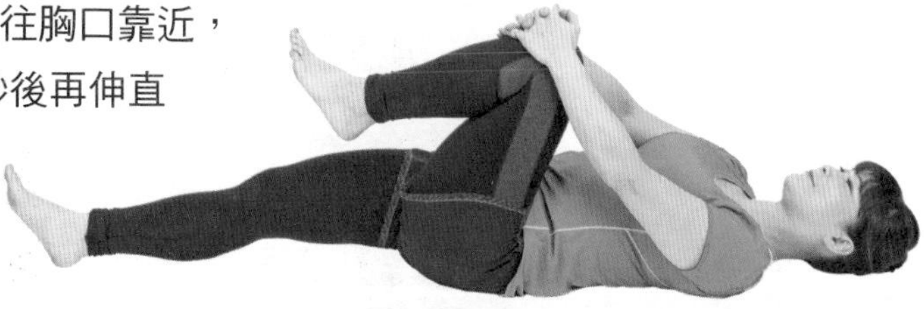

❸ 進階動作抱膝靠胸

下肢運動

第3招　足踝伸展操

動作說明：促進足踝關節活動，避免僵硬變形

運動方式：躺姿，雙腳伸直，腳底板往前延伸，類似往下踩的感覺。想像在踩汽車油門、煞車，接著把腳背勾起（圖❶、❷）。

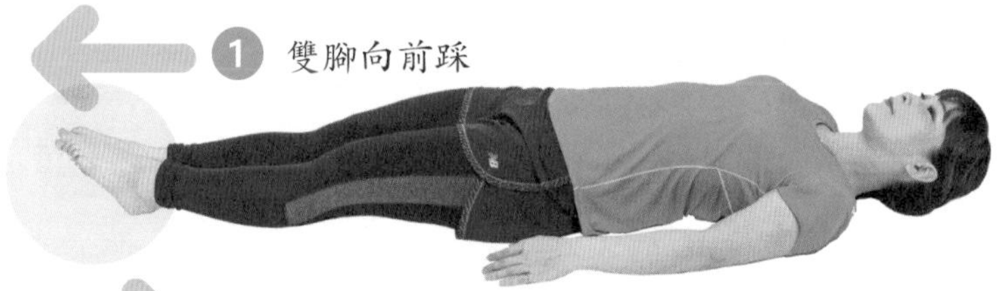

❶ 雙腳向前踩

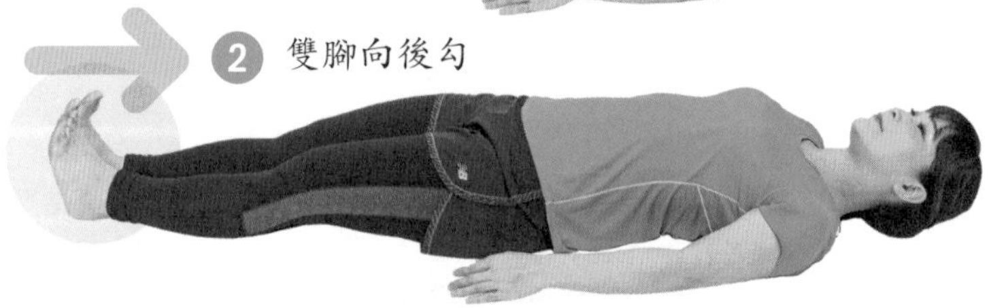

❷ 雙腳向後勾

●進階：腳打拍子

若癌友已經可以坐起，也可以在坐姿下，做腳打拍子的動作，幫助足踝關節的活動（圖❸、❹）。

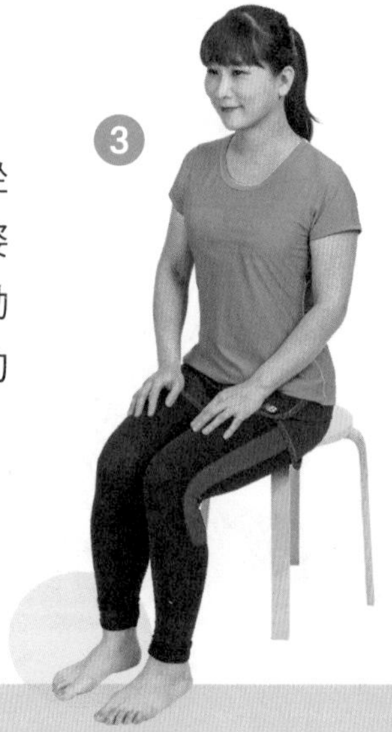

❸

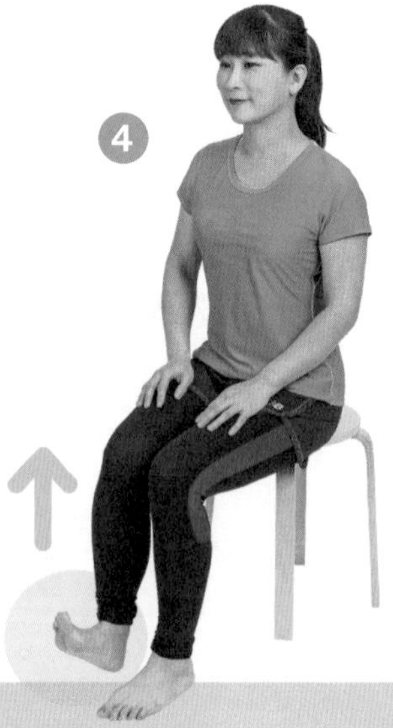

❹

●進階：腳踝轉圈

足踝關節運動還包含旋轉，也可以鼓勵癌友抬起腳踝並旋轉，有效預防足踝關節變形（圖5）。

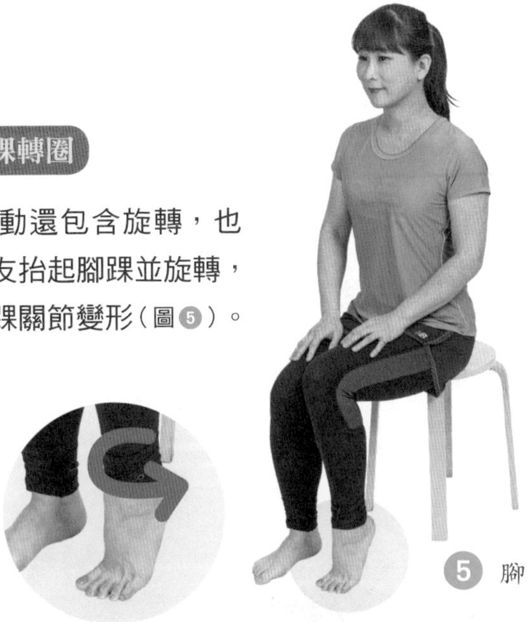

5 腳踝轉圈

{小叮嚀}

足踝關節常因錯誤的擺位姿勢而變形，除了每天的關節運動外，可在躺床時在腳底墊個紙箱或以低溫熱塑材＊註3製作防垂足板（圖6），維持良好的關節角度，避免變形。

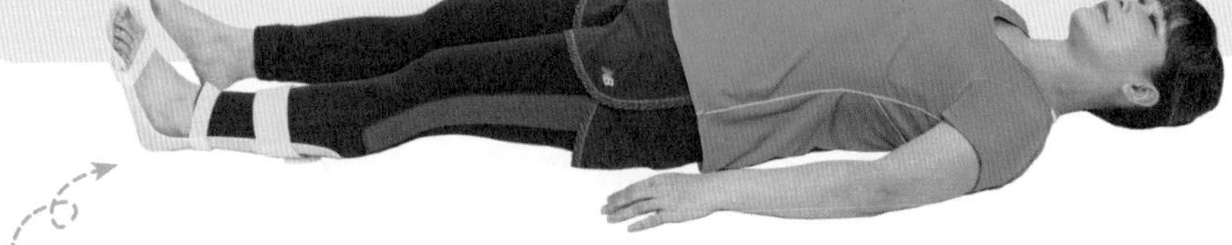

6 防垂足板可防止腳踝關節變形

＊註3：低溫熱塑材，又稱副木，用來製作支架，固定患者肢體。

下肢
運動

第4招　V型腿外展

動作說明：促進髖關節外展動作

運動方式：躺姿，大腿輕輕抬離床（地）面，將腳打開，一次執行一邊，盡量將腳往外開，停留3～5秒後，收回併攏。若在床上執行，小腿露出床沿也沒有關係。

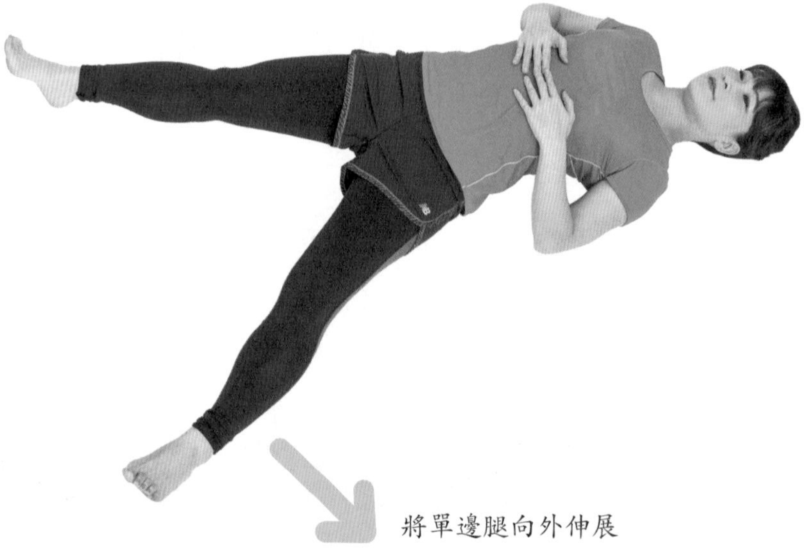

將單邊腿向外伸展

重建身體力量跟著我這樣做

我們都以為手術後要乖乖躺在床上不要亂動，當然手術完因為各種因素，像傷口癒合、管線、手術失血等問題，會有一段時間需要靜養。但現行的醫療觀念開始推崇在傷口、生命徵象穩定的前提下，鼓勵患者要多活動，所以當您的醫師跟您說您該動一動時，請不要懶惰，起來運動一下吧。

訓練第一步，從「坐姿」開始

人類最基礎的功能性姿勢就是坐姿，坐姿可以讓我們完成許多日常生活的工作。所以建立坐姿很重要。另外，有坐才有站，那是人類動作發展必然的順序，當軀幹可以直立坐起時，下一步才有可能站立。

坐姿基本上不用講究到腰挺直、膝蓋彎曲九十度、雙手放在大腿上。只要能夠輕鬆的坐起而不要倒下或者向前滑動即可。

訓練的第一步就是將病床的背板搖高，鼓勵患者能使用背部出力，只要背部遠離床背板即可，那怕只是幾秒鐘。習慣坐立後，也可以試著在背後加顆枕頭（請見第111頁），接著慢慢融入到日常生活中，像是吃飯或看電視時，就可以坐起來。

隨著能力的進步，即可嘗試坐到床沿邊，讓腳自然的碰到地面，也可以透過病床的升降，來降低高度。請留意要有人站在旁邊，以防患者倒下（請見第111頁）。

依照臨床經驗來看，只要能自己坐在床沿五分鐘以上，若沒有特別的狀況，接下來，大多可以換到輪椅或一般椅子上乘坐，但仍要注意患者的安全，避免摔倒。尤其臥床一段時間的人，容易有姿勢性低血壓＊註4，若有這種情況，變換姿勢時速度就要更慢，不要一下子就坐起來，以防止嚴重的頭暈。

通常因臥床而造成的姿勢性低血壓，在患者恢復活動一段時間後，就會慢慢改善，但若是情況沒有好轉，建議前往心臟科、家庭醫學科進一步檢查。

算算母親實際臥床也快一個月，重新恢復身體的力量十分重要，所以使用復健訓練是當然的首選，我有這專業，不假他人之手。

＊註4：姿勢性低血壓是指因姿勢改變而造成明顯的血壓下降，症狀包含頭暈、噁心、視力模糊、嗜睡、昏厥等。

坐姿訓練

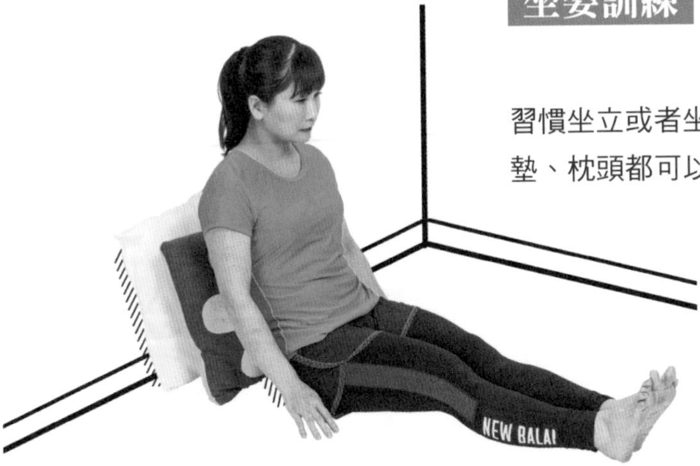

習慣坐立或者坐起後，在背後加上靠墊、枕頭都可以做為坐姿訓練。

穩定坐姿

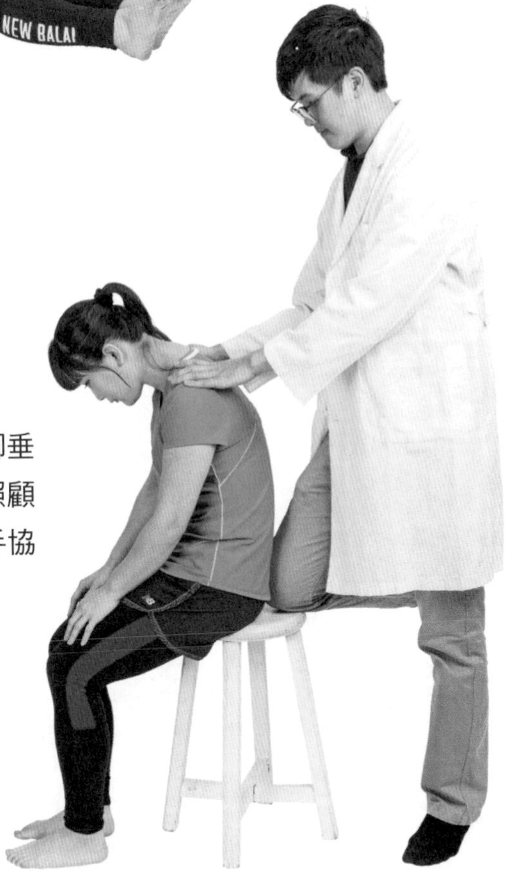

使患者坐在椅子或床沿邊，雙腳垂地，若患者坐不穩，後方須有照顧者協助，照顧者可用膝蓋與雙手協助支撐。

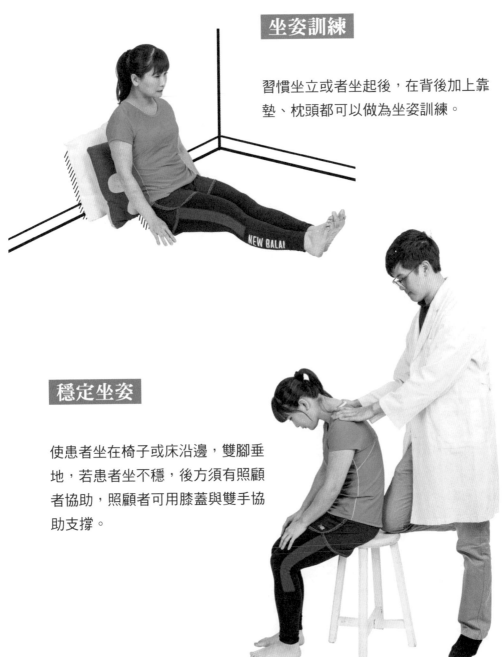

首先，讓母親練習坐在硬椅面的椅子上，使雙腳著地。**治療是循序漸進的，先從坐姿開始，練習軀幹的控制能力**，我在一旁保護下，讓母親身體向前傾，或者在母親視線前方放個目標，讓她伸手去拿，這個動作會讓人不知不覺將重量轉移到腳底，也讓久未下床的病人，能適應腳底承受重量的感覺。

站立是回歸生活的一大步

走路是日常生活重要的功能之一，不論移動距離的長短，生活上有許多時候需要自己走路，但想要走之前，站立就是必備的前哨能力，所以能夠站起來，就是邁向復原的指標，也是回歸生活的一大步。

但術後往往會臥床一段時間，為了安全起見，在醫師說可以下床之後，不要太心急的想要站起來，很多時候會因而容易引起腿軟、頭昏的情形。此時，不妨先讓病人坐在椅子上，將助行器放在患者前方，照顧者在後方拉住患者褲頭，協助患者，接著使患者雙手撐著助行器，慢慢站起來（請見第113頁）。

褲頭是一個良好的抓握位置，比起腋下來說比較不會滑動，且剛練習站的患者，會習慣性把身體重量集中在骨盆，所以我們支撐住褲頭的位置，不僅可以穩定患者姿勢，也可以給予患者一點力量的支持。

原則上醫院都會有助行器可以借用，如果沒有，在患者的前面放一張有椅背的椅子也沒問題，只要能有扶持的地方且安全穩定即可。另外，醫院走廊上的扶手，也是一個好幫手。

站立練習

照顧者在後方拉住患者褲頭，協助患者，接著使患者雙手撐著助行器，慢慢站起來。

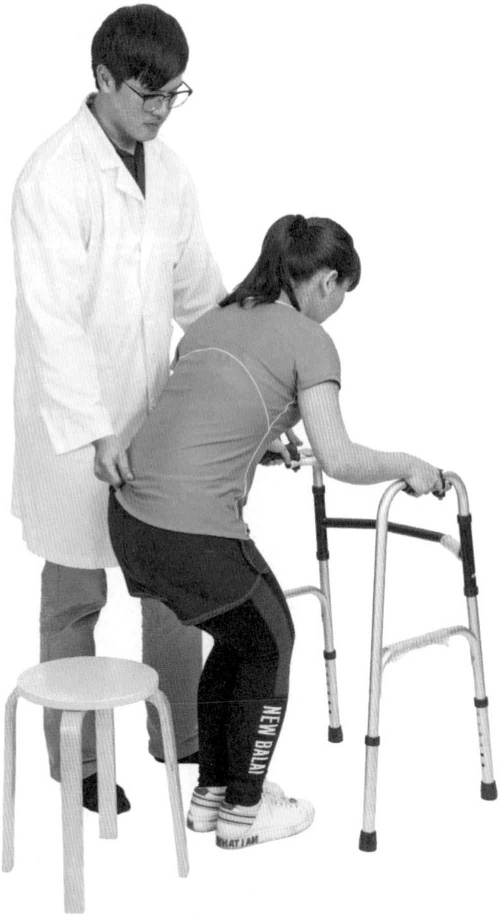

若無法站起或者雙腿撐不住就立即坐下休息，在**前方有物體可以攙扶的環境下，逐漸增加站立時間與穩定度，安全且有效**。站立一陣子都沒有什麼大礙，就可以試著扶著東西跨走一兩步，但切記一定要有人陪同才可以。

術後復健前需先諮詢專業

在這裡澄清一個小觀念，由於每種癌症、治療方式不同，也會有不一樣的處理方法與治療的禁忌，**須透過醫師診斷後，交由物理或職能治療師，評估並訂定治療計畫，協助患者能夠有效的復原**。並非每位癌友在術後都會有復健的需求，這與年齡、手術範圍的大小、對疼痛的耐受度有關。有些年輕人手術完畢幾天，就能夠自行下床走動，有些人手術後，則要臥床半個月，請照顧者要多留意患者術後運動的狀況。當然所有的床上運動、坐立訓練、站立以及下床活動，都必須在主治醫師囑咐病人可以活動之後，才能慢慢開始。

如果不具相關知識，可以**請醫師協助轉介「復健科」，讓治療師進行訓練**。倘若主治醫師認為沒有太多運動上的限制，不妨就從上面幾項運動開始做起吧。

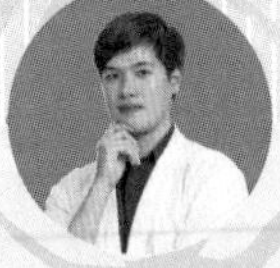

SHARE IT

癌症家屬&職能治療師心得分享

1. 在許多醫學研究中，**術後的床上運動、下床活動都有助於復原**，倘若主治醫師允許，應鼓勵病人早日開始活動。

2. 並非每位癌友術後都需要一套完整的復健運動，請照顧者留意患者是否過度臥床、活動量下降。若活動量減少，則要鼓勵患者進行復健運動，**可尋求醫院復健科治療師協助**。

3. 復健運動可以**增加關節活動**、**肌肉力量**、避免變形等。

4. **運動有一定的順序**，需要循序漸進，通常從床上運動開始，當軀幹力量增加時，可以慢慢坐起，坐起並且維持直立一段時間後，才開始練習站立，最後才是走路。

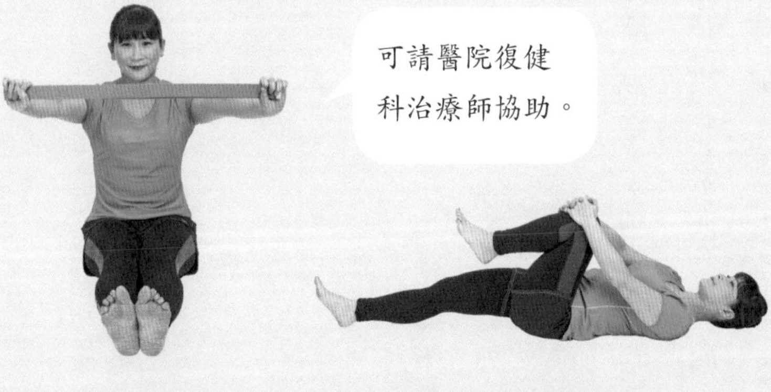

JUST DO IT 3-2

各種癌症復健法

癌症會引發一些後遺症，若影響到癌友的肢體動作、生活、運動功能，那就需要復健專業人員協助，用復健的手法克服這些障礙。

關於復健這件事

一般對於癌症治療，不外乎會提到化療、手術、放療、飲食等，復健比較不被關注。復健領域一般分為四個專業，醫師、職能治療、物理治療、語言治療。先從我的專業職能治療說起，職能治療的目標是透過治療性的活動與手法，使病患重新建立自主生活的能力。自主生活的層面非常廣像是吃飯、喝水、上廁所、出門、工作、找朋友打牌、散步等，舉凡生活上大大小小的事情都算是我們服務的範疇。職能治療師透過訓練的手法，增強患者的能力，當患者的生理狀態無法有效地恢復時，就會轉向輔具使用、代償＊註1、改造的方式，幫助患者重拾日常生活的功能。

接下來，物理治療則著重在動作、身體姿勢、運動的能力，物理治療師也常利用儀器（如電療、熱敷）、運動指導、徒手手法來改善病患肌肉、關節疼痛的困擾。語言治療著重在語言的產出、構音、吞嚥功能。

這麼多的專業該如何統籌是一個很重要的環節，復健科醫師負責第一關，除了判定患者需要哪些專業治療外，還會做更多醫學檢查，確保患者可能的併發症以及是否需要使用藥物。完成後就會將病患轉介到各個對應的專業接受治療。

以復健領域來說，不會單用「診斷」決定，而是搭配「功能」評估加以判斷，所謂功能是指患者的動作表現、肌耐力、是否能進食、穿衣、走路、上街購物等。舉個例子，一樣被診斷為癌症第四期的腦瘤患者，有人是臥床的狀態，有人可以獨立行走，雖然診斷都相同，但彼此實際的生活表現差異非常大，所以臨床上會以功能取向做為患者復健的考量。

＊註1：代償性訓練，是指治療師經過三個月到半年的神經誘發訓練無效後，會利用代償的方式使患者能夠使用健側邊（有力氣的那一側）完成日常生活活動，例如治療師會教導患者單手穿衣服、單手綁鞋帶、單手開瓶、單手操作輪椅等，或者利用輔具取代喪失的身體功能。

癌症與復健運動

癌友或許會問癌症有需要復健嗎？其實有一些癌症病人是有這個需求的。因為**癌症會引發一些後遺症，若影響到癌友的肢體動作、生活、運動功能，那就需要復健專業人員協助，用復健的手法克服這些障礙。**

癌症的復健會被區分為兩種不同的思路，一種是有侵犯到腦部，一種沒有。侵犯腦部的癌症可能是原發性腦瘤或者轉移性的腫瘤（如：乳癌轉移至腦部），由於侵犯到腦部神經，所以會造成全面性的影響，包含動作、語言、認知功能等。而未影響腦部的癌症（如：淋巴癌、肺癌、骨癌），可能僅影響部分肢體動作、無力、關節僵硬等。適合做復健的癌症種類很多，從復健醫學的角度來說，沒有特別限制某種癌症一定要用特定的手法治療，但每種癌症會帶來不同的後遺症，我將介紹幾種在復健臨床上常見的癌症類別以及該癌症的特殊後遺症，並提供臨床治療的概念與簡易的居家運動方法。

腦瘤（腦癌）復健

不論是原發性、轉移性腦瘤的患者，在臨床工作裡都很常見，患者的樣態與中風病人相似，可能出現單側動作功能受損、語言障礙、認知功能缺損等。因為腦部受損的影響進而導致肢體動作的異常，所以肢體問題常是腦瘤癌友的困擾，由於直接影響到癌友的生活，也很容易被照顧者所重視，在復健科裡，此類患者是一大族群，職能治療師常協助他們改善肢體方面的障礙。

通常腦瘤患者被轉介到復健部門的主因，大多是肢體動作受到影響，當腫瘤壓迫到相關的腦區時，會導致癌友神經動作的功能缺失。若腫瘤侵犯的範圍不大或有效處理腫瘤的問題後，許多病人的神經功能都恢復得不錯。倘若醫師考量疾病進程而進行手術移除腦部組織，移除的部位將無法有效再生，傷害常常是不可恢復的。

腦癌患者　肢體痙攣復健

無論是成功移除腦腫瘤者或是已經造成不可逆之傷害者，都有可能出現**肢體無力**與**肢體痙攣**的問題，以下將介紹臨床常見的治療方法。

●肢體無力

許多癌友在復健二～三個月後，開始慢慢恢復肢體動作，不過復健跟化療一樣，並非每個人都有好療效，仍有可能出現無力的狀態。部分患者接受神經誘發的復健訓練之後，動作恢復不太理想，此時治療師會改採代償性訓練，使癌友能夠在單邊無力的情況下維持日常生活的獨立，減輕照顧者負擔。

●肢體痙攣

腦部損傷後無法抑制與調節肌肉的張力，進而使得肢體會呈現痙攣的現象，肢體變得很緊繃，若沒有妥善處置就會變成關節攣縮＊註2的窘境。處理肢體痙攣的重點就是「拉筋」。拉筋有適當的手法與力道，我們會教導照顧者使用一種稱之為RIP的手法，（不要想歪了，全文是Reflex Inhibition Pattern也就是「反射抑制模式」，一般常用RIP稱之）用來調節異常的手部張力（請見第121頁）。

＊註2：關節攣縮是指關節因錯誤的擺位姿勢或長時間未移動而導致的骨骼變形，好發於腦癌、骨癌、長期臥床的患者。

●腦癌復健●

肢體痙攣

第1招　RIP 拉筋

適用對象：腦癌造成的肢體痙攣與肌肉無力

運動方式：照顧者將癌友的肩膀水平向外拉，手肘拉直，手腕與手指伸直，並幫助癌友透過牽拉，抑制不正常的肌肉張力。

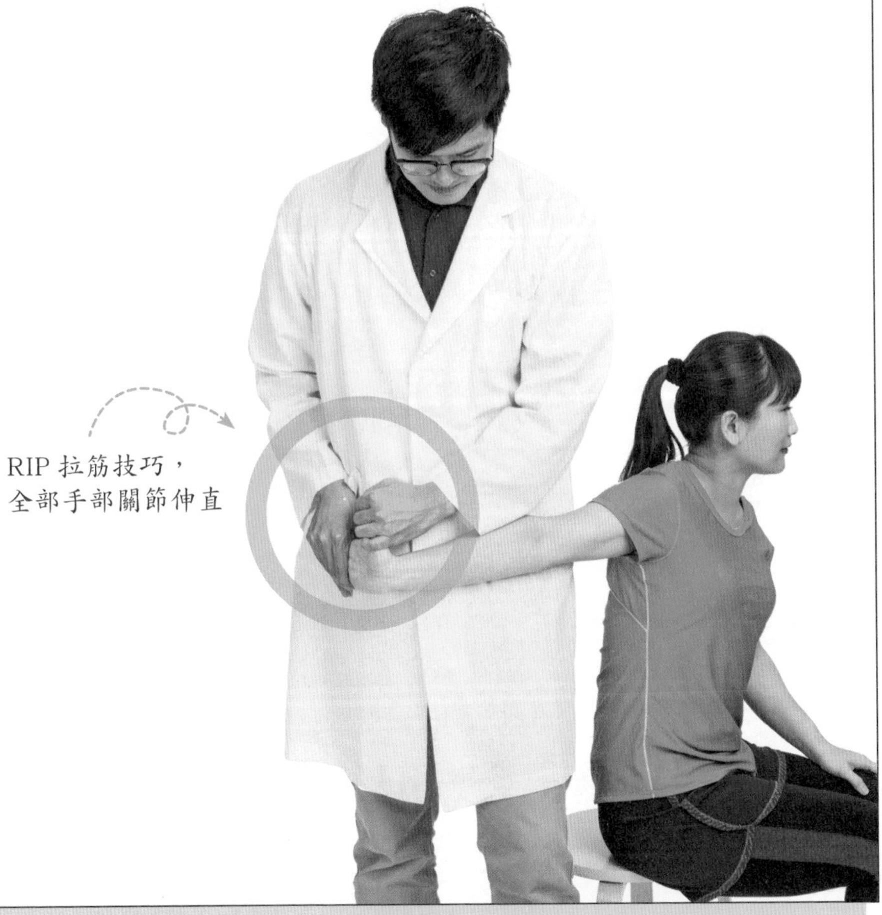

另外，利用身體的重量進行關節擠壓也可以有效的減緩痙攣的干擾（請見第123頁）。這兩個動作，除了治療師操作之外，癌友平常在家也可以自己做，保持肢體的柔軟度。

有人問這個要做多久才會好轉，我的答案是因為病灶位在腦部，不易改善，所以需要持續練習，像是吃慢性病的藥物一樣，當作每天例行公事，才能有效控制痙攣的影響。比較敏銳的讀者可能會發現，前段敘述過痙攣的主因，是來自腦部損傷，但我們一直治療上肢到底正確與否？其實這是一種預防變形的運動，並非真的可以完全使痙攣消失，過一段時間可能又會出現了。

手部緊繃的問題，輕者可以服藥改善，嚴重者或許可以考量注射肉毒桿菌，以放鬆肌肉，不過這並非一勞永逸的方法。因為藥效會減退，每隔六到八個月就要重新注射一次，而且有時注射完畢後上肢會完全無力，影響上肢的動作與功能。

我建議即使選擇注射或服藥後，也不要停止自我復健運動，才能真正發揮功效。

●腦癌復健●

肢體痙攣

第2招　手掌攤平

適用對象：腦癌造成的肢體痙攣與肌肉無力

運動方式：將手指打開放平，手肘伸直，並用患者自身的重量施加於手掌，可有效下降肌肉張力。

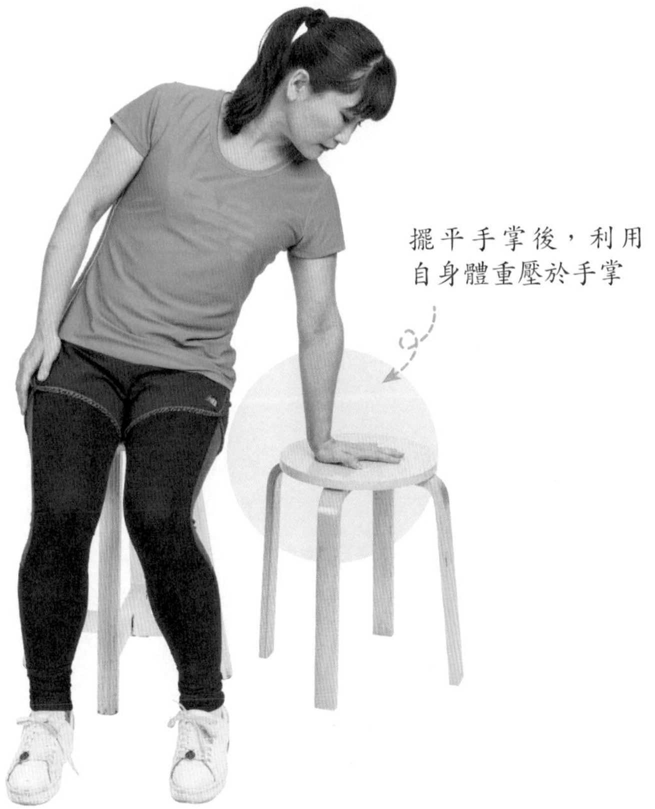

口腔、頭頸癌復健

口腔癌、頭頸癌的患者也需要復健，他們最主要的問題是手術的部位可能會有傷口疤痕、皮瓣，使得嘴巴張開的幅度變少。所以導致頭、頸部、口腔、舌頭的動作不順暢，進一步引起日常進食的障礙。

口腔、頭頸癌的復健除了職能治療外，語言治療更是其中不可或缺的角色，除了臉部運動，吞嚥功能的訓練，亦是癌友恢復進食的重要療程。

口腔、頭頸癌患者 臉部復健

若在臨床上會接到相關癌友，為了增加臉部肌肉的運動，我們會教導基本的臉部運動，像是吹氣、張口笑、鼓起臉頰、吐舌頭等動作（請見第126～129頁）。此運動也須經過主治醫師評估之後才能開始，倘若醫師同意之後，癌友應該積極的自我運動，避免因為缺少臉部活動而使嘴巴打不開。

●如何執行吞嚥訓練呢？

吞嚥訓練屬於語言治療師的專業，原則上會評估癌友的口腔結構、吞嚥能力、有時連認知能力都會列入考量。

依據每個人的程度選擇不同性質的食物，可能從豆花、布丁、粥等軟質食物開始訓練，隨著能力進步，慢慢增加多樣性，例如硬、流速快、黏稠等不同特性的食材等，若需要完整詳細的評估與治療請尋求語言治療師的協助。

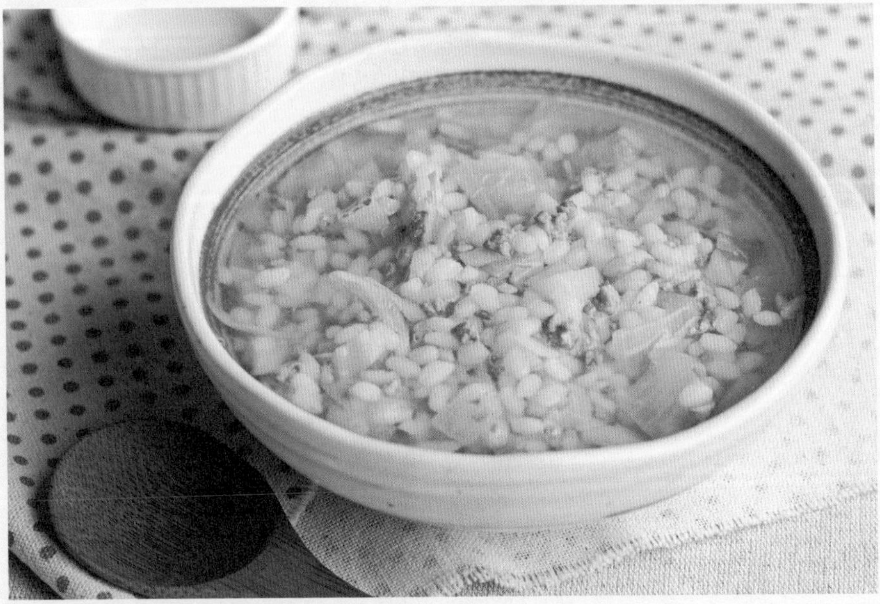

◎可從粥等軟質食物開始吞嚥訓練

口腔、頭頸癌復健

臉部

第1招 吹氣

適用對象：口腔、頭頸癌患者，增加臉部肌肉活動

運動方式：嘴巴嘟起，模仿吹氣的動作，增加嘴唇周圍的肌肉活動。

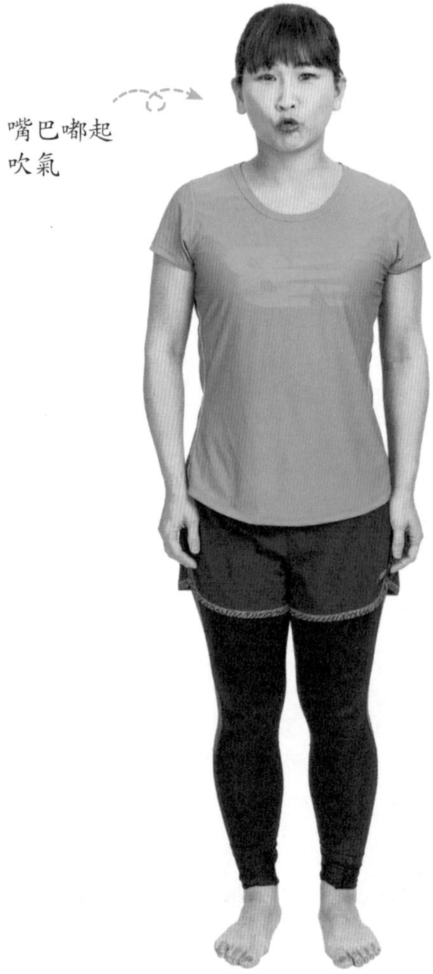

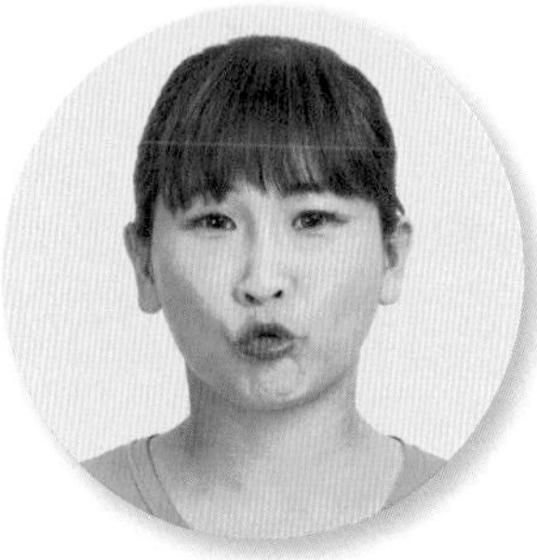

每次10～15秒

一回3～5次

每天2～3回

臉部　第2招　張口大笑

適用對象：口腔、頭頸癌患者，增加臉部肌肉活動

運動方式：張口大笑，張開的幅度慢慢增大，切勿一下子做太多，以免引起疼痛。

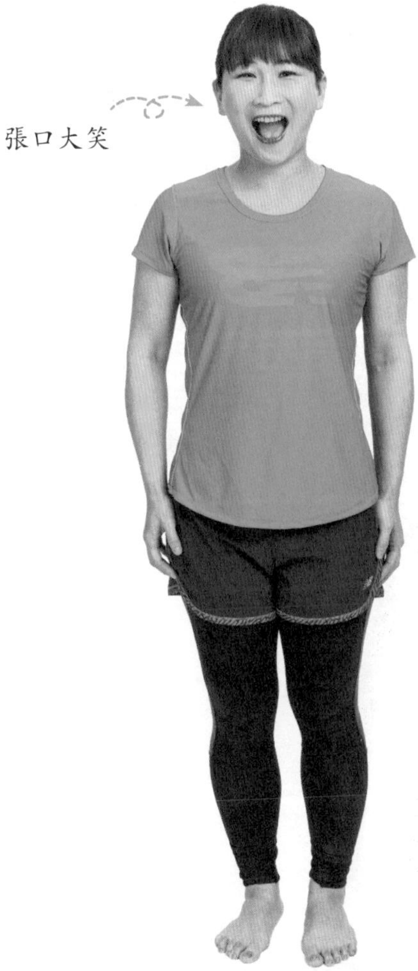

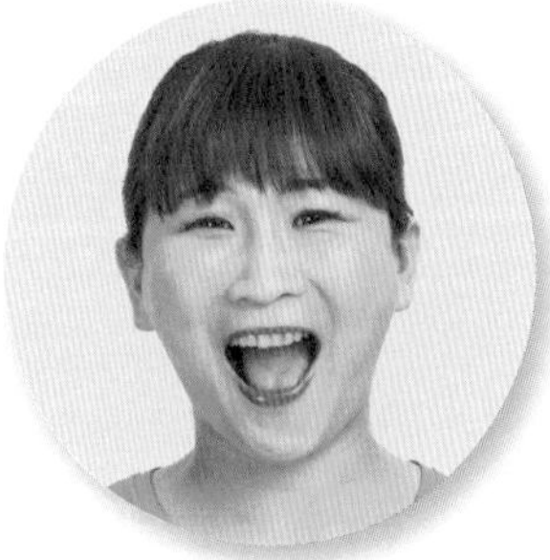

每次 10～15 秒
一回 3～5 次
每天 2～3 回

臉部

第3招　鼓起臉頰

適用對象：口腔、頭頸癌患者，增加臉部肌肉活動

運動方式：鼓起臉頰，活動臉部肌群。

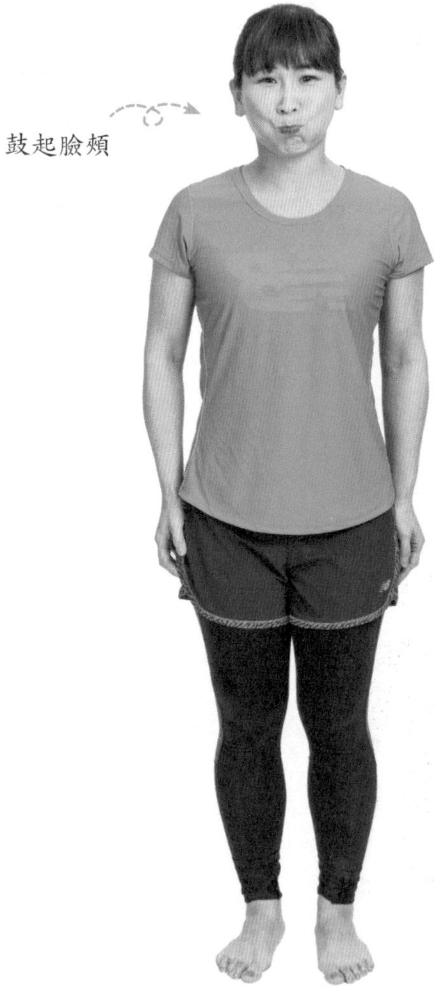

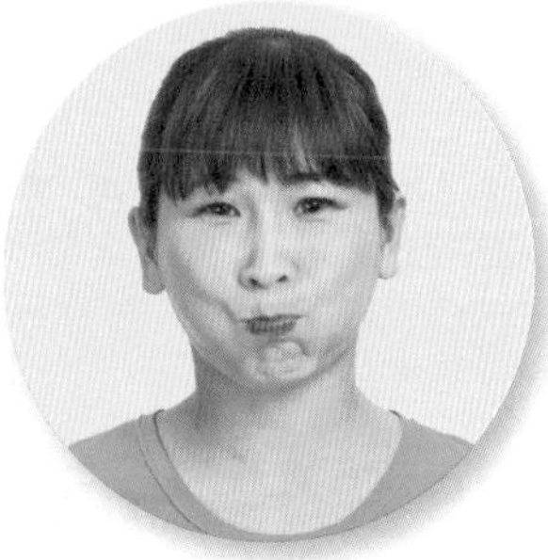

每次10～15秒

一回3～5次

每天2～3回

臉部

第4招 吐舌頭

適用對象：口腔、頭頸癌患者，增加舌頭肌肉活動

運動方式：舌頭吐出，增加舌頭活動度。

吐舌頭

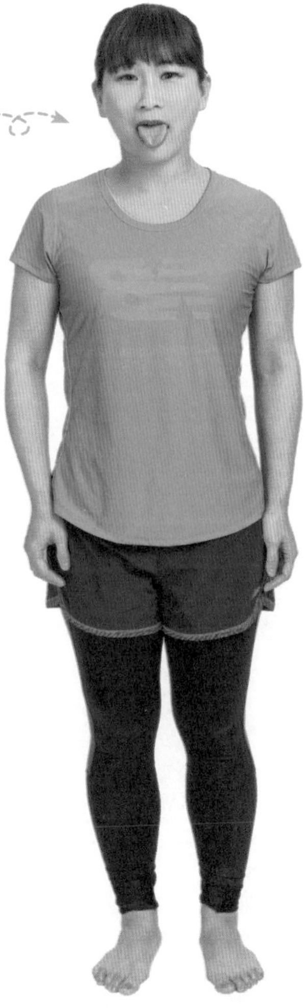

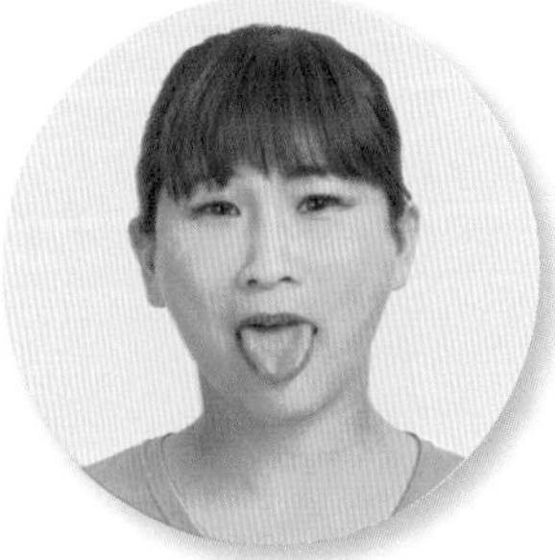

每次 10～15 秒

一回 3～5 次

每天 2～3 回

乳癌患者的復健問題常集中在上肢，且往往都是肢體水腫或其引發的次級傷害，像是疼痛、手功能退化等。

乳癌患者接受切除手術時，有時會一併移除淋巴結以防擴散，淋巴結掌管的是淋巴回流，一旦被移除，就像抽水站壞掉一樣，整個循環系統就會受到影響，在沒有預防的情況下，患者的上肢就像積水一樣越來越腫，進一步引發疼痛，一疼痛又更不敢動，肌肉缺乏收縮後呈現惡性循環。為了避免這種情況產生，就是復健科的職能治療師或物理治療師揮發重要功能的時候。

處理上肢淋巴水腫的問題分成兩種方向。第一種是預防，預防的方法像是手術之後，應注意不要提舉重物、避免長時間的勞動、不要泡過熱的水等，避免血管過度擴張引發腫脹。第二種是運動，**治療師會教導其抗水腫的自主運動，讓患者可以每天自我運動，促進回流避免水腫發生。**

乳癌患者 抗水腫復健

我整理了6個常見的運動（請見第132～137頁），可以在平常休息時做這些上肢運動來抗水腫。

過程中保持呼吸平穩，不要憋氣，若關節角度不足千萬不可勉強，以自己能做的最大角度為主，重點是保持手部的抬舉與收縮，避免水腫產生。

每項運動
1組15～20次
每組中間可休息
1～2分鐘

一天做
3～4回
1回＝1～3組

抗水腫

第1招　舉高雙手

動作說明：只要抬高上肢即可，是最基礎的抗水腫運動。

運動方式：只要將雙手舉高，自然地打開即可。

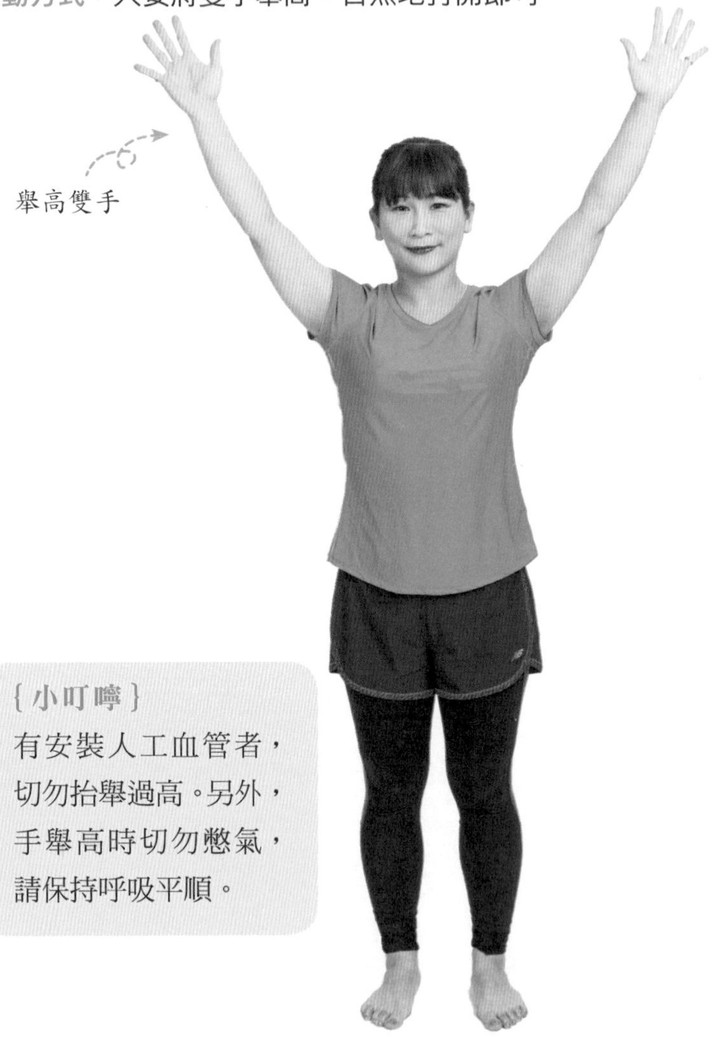

{小叮嚀}
有安裝人工血管者，切勿抬舉過高。另外，手舉高時切勿憋氣，請保持呼吸平順。

抗水腫 第2招 彎手摸肩

動作說明：此運動可使手肘彎曲，同時收縮二頭肌。

運動方式：雙手水平打開，接著彎曲，摸雙側肩膀，摸到之後，二頭肌用力，使肌肉收縮。提醒各位，若摸不到肩膀不要勉強，只要手肘有做到彎曲動作即可。

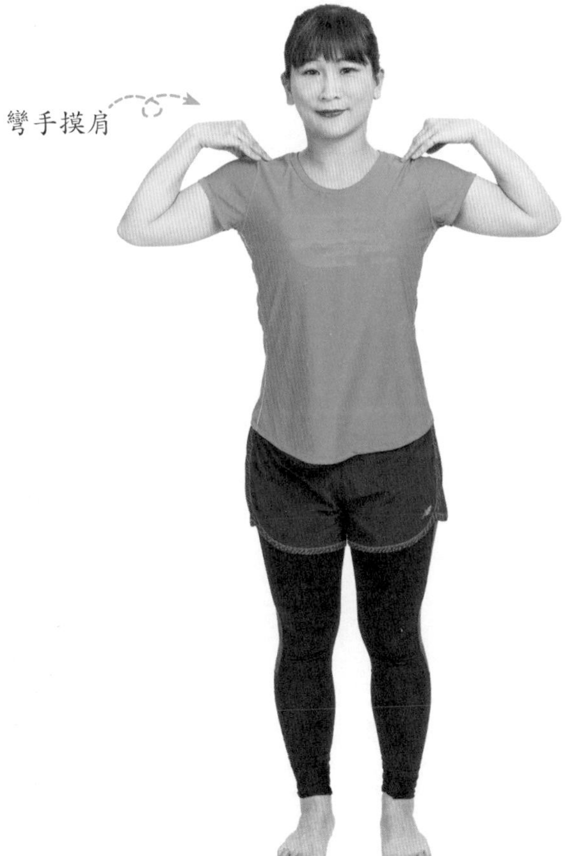

抗水腫

第3招　手指樓梯

動作說明：用手指爬樓梯，此動作可以漸進式的活動肩關節，並使上肢抬高。

運動方式：找一個牆面，慢慢地將手往上爬，爬到自己肩膀的最大角度即可暫停。切勿勉強，以免肩膀痠痛，這個動作因為向上抬舉高於心臟，可以加強血液和淋巴回流。

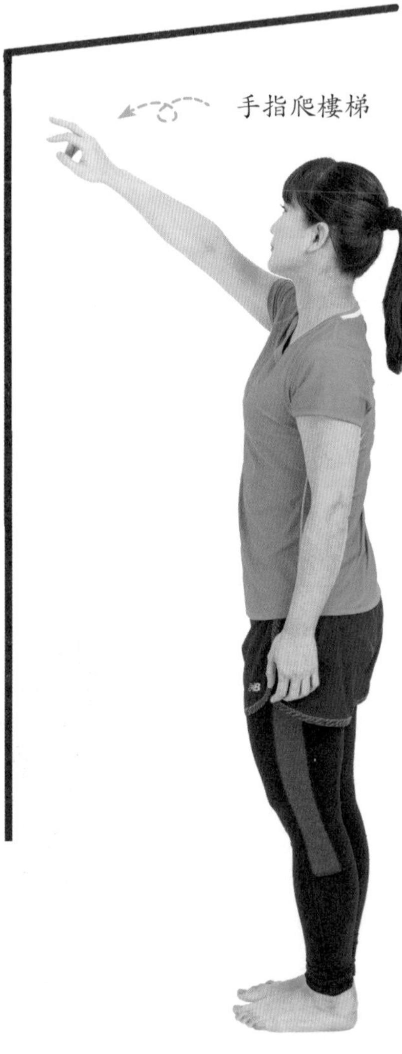

{小叮嚀}

有安裝人工血管於鎖骨下方者，請勿過度抬舉，最高舉至眼睛前方。

抗水腫 第4招 握拳捏捏

動作說明：這個動作可以幫助肌肉收縮。

運動方式：雙手平舉或者置於大腿上，雙手握拳，握緊 5 秒之後，慢慢放鬆。

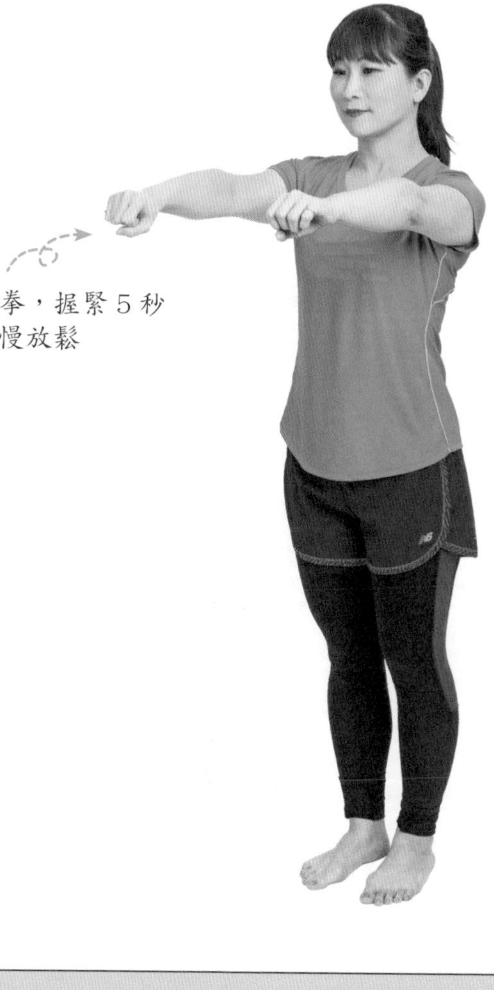

雙手握拳，握緊 5 秒後再慢慢放鬆

●乳癌復健●

抗水腫

第5招　手翻翻牌

動作說明：此動作可以活動前臂的肌肉群。

運動方式：將手臂平舉後，雙手做「翻」的動作（手心朝上、朝下）。動作的感覺就是像在翻撲克牌一樣。

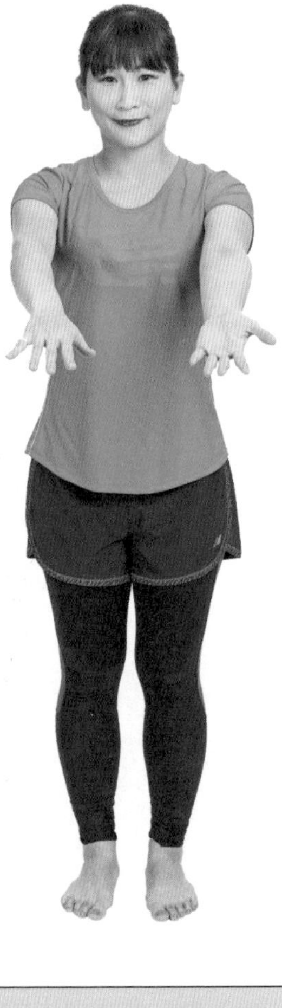

{小叮嚀}

若覺得動作非常單調，可以真的翻撲克牌或麻將，提升樂趣。

抗水腫　第6招　手腕關節操

動作說明：此運動可活動屈腕、伸腕肌群、前臂的肌肉群。

運動方式：手裡握著物體會比較容易操作，只要是方便抓握、不易滑動且不過重的物體即可，例如水管、毛巾或保鮮膜用完後的捲筒軸心等。雙手平舉，將手腕往上翹到最大角度後，停留5秒。接著向下伸到最大角度，停留5秒即可。

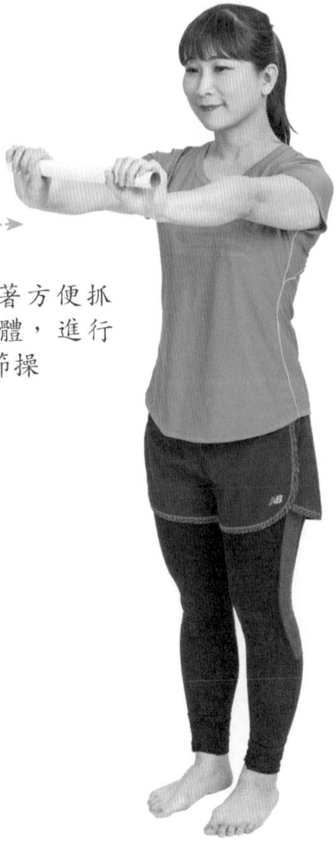

手裡握著方便抓握的物體，進行手腕關節操

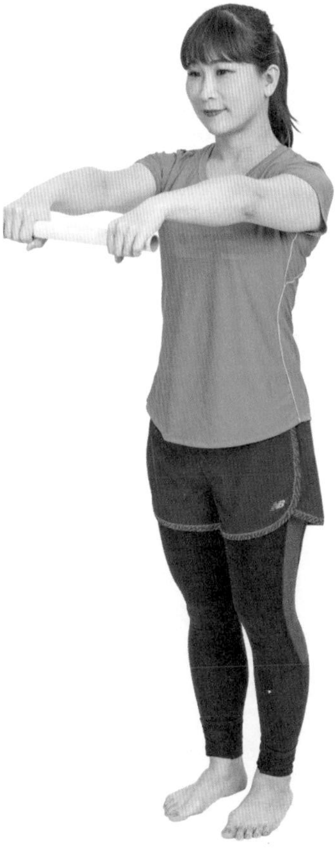

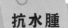

●重量訓練會不會導致水腫惡化？

有時治療師會利用輕阻力、低重量的器材，搭配前述的幾項運動加強運動的效果，不過許多乳癌癌友在接受淋巴結移除之後，會被告知不能舉重物，這是正確的資訊，卻造成患者在復健過程中產生誤解，其實重量適度就沒問題。

台灣癌症基金會的衛教資訊也說明，適度的舉重運動並不會引發水腫惡化，反而能改善上肢水腫的情形。然而並不是一定要到健身房去舉啞鈴才可以，**簡單的寶特瓶就是經濟實惠的器具，可以依據手部的力量，調整水的多寡，以符合癌友可以負擔的重量**。而阻力的輕重，應由專業的治療師依據癌友本身肢體的力量、腫脹程度來判斷，不宜自行嘗試。

若不幸已經有上肢水腫的現象發生也可以透過復健的治療手法，有效消除水腫，這些手法包含淋巴引流的徒手按摩＊註3、壓力彈性繃帶打繞、製作壓力袖套、循環式空氣壓力手套等＊註4，這些手法皆須由專業人員操作，避免因錯誤的使用造成惡化，有需求可到復健科求診。

＊註3：徒手按摩是非常專業的手法，透過有系統與規律的按摩技巧排除上肢淋巴水腫。務必尋求專業人員的治療，以防在錯誤的操作下使得水腫情況更加嚴重。

＊註4：循環式壓力手套是讓癌友將腫脹的手包裹在手套內，透過空氣加壓原理，使手套反覆加壓、減壓，促進淋巴液的循環，減少水腫。此治療設備一般置於物理治療部門。

徒手按摩

淋巴引流的徒手按摩

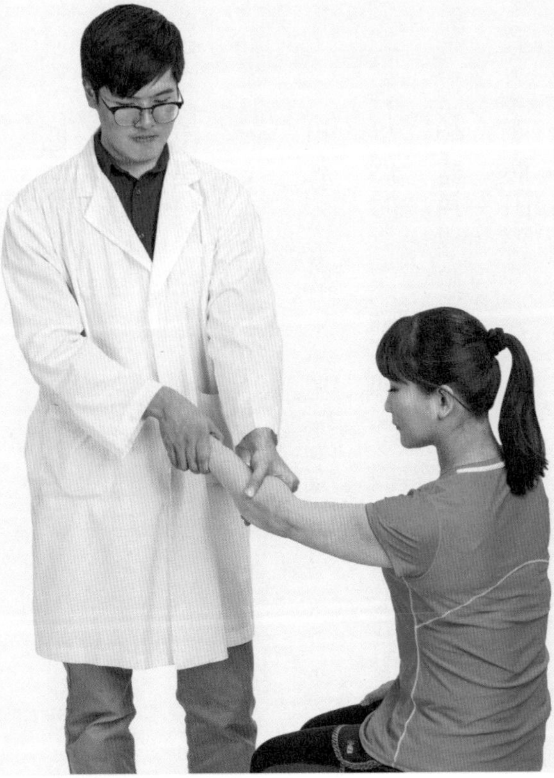

骨癌復健

骨癌的癌友來復健的原因是他們常接受肌肉、關節的手術，進而造成動作與生活功能上的失能。越來越多的骨癌癌友會在手術後，接受短時間的復健。因為少了某些肢體或肌肉群，代償性的訓練（請見第117頁）就很重要，我們會教導癌友用正常的動作肌群來補足動作上的缺失，當癌友的動作能力恢復有限時，適度的代償方式，有利於癌友的生活功能獨立。

若骨癌癌友的腫瘤發生於脊椎內，易造成動作功能受損。早期接受復健，（請見第102頁之上、下肢運動），就可以有效遏止因制動所產生的關節僵硬感，待腫瘤被處理之後才有更多訓練的可能，也能減少關節攣縮的機會。

骨癌的癌友常出現的後遺症有兩種，一種是**肢體無力的現象，可以透過接下來將介紹的抗阻力運動，來促進關節與肌肉的活動，改善無力的問題。第二種是因治療或癌症侵蝕骨頭而造成的癱瘓，針對不同程度的癱瘓，我建議癌友直接使用輔具，例如輪椅、拐杖、氣墊座等，可以有效解決生活的障礙**（輔具之詳細內容請見第157頁）。

不過，骨癌癌友在動作上，會因為生成的位置不同，而有相異程度的肢體功能缺損。發生於頸椎，多數會影響手部功能與下肢；發生於胸腰椎，單純影響到下肢的可能性就大很多，影響的層面也相差甚遠，有復健需求的癌友請至復健科審慎的評估，才能制定完善的治療計畫。

有許多人是移除腫瘤後才開始復健的，隨著神經功能的回復，配合二～三個月的積極復健治療，大部份有不錯的成效。若沒有顯著效果，則會改採保守復健的方式，保持關節柔軟度以及預防壓瘡＊註5的治療。

另外，有些骨癌癌友會出現骨質脆弱的問題，運動時請注意動作角度不宜過大、不宜做過度負重的運動，避免骨折的發生，若不確定自已的骨質情況，可詢問主治醫師。

＊註5：壓瘡為一種因皮膚受壓過久而產生的傷口，好發於骨突出、皮下軟組織不足處、易受壓點、皮膚潮濕的情況下，常見的部位像是手肘、腳踝、尾椎骨等，嚴重時會有大範圍且深至骨頭的傷口，增加照顧的困難度與感染的機會。

其他癌別復健

除了上述癌症之外，其他癌症患者也會有復健需求，像是肺癌、淋巴癌或大腸癌的患者等，通常這類患者的問題是體力不佳、活動力不夠，所以我們會依據生理狀況給予適當的治療活動，像是輕度有氧活動、練站、騎復健腳踏車等。

比起長期臥床，能在安全的前提下做一些簡單的運動是比較理想的。例如抗阻力運動也是很好的訓練，對癌友來說，一樣可以透過下一段介紹的抗阻力運動，利用拉力帶搭配一些上、下肢的動作增進肌肉、關節的活動。

其他癌患者　抗阻力復健

適度的抗阻力運動可以增加肌肉與關節活動。**這些運動都是經治療師設計，適合癌友在家自行操作也不會引發後遺症**，所以不只乳癌，其他像是骨癌、淋巴癌、大腸癌等癌友，也都可以透過這些拉力帶做運動。而腦癌患者，若是想改善肢體無力也可以試著做做看。

●抗阻力運動

透過輕阻力的拉力帶，搭配一些上肢動作，可以增進肌肉、關節的活動，更可改善上肢淋巴水腫的問題，所以我們常用有阻力的彈力帶，配合幾個簡單的復健運動來促進肌肉收縮，減少水腫。

另外，下肢的運動除了可靠散步、快走來增強之外，使用拉力帶配合簡單的動作，同樣能夠促進肌肉的收縮與關節活動度，**像是骨癌而下肢無力者，或是大腸癌、肺癌癌友等因易累、易喘，活動量較少，也可透過此運動來增進腳的活動度與力氣。**

以下復健動作，請視自身體力狀況調整（請見第144∫149頁）。

每項運動
1組10～15次
每組中間可休息
2～3分鐘

一天做
2～3回
1回=3～5組

其他癌復健

抗阻力

第1招 發射弓箭

適用癌別：骨癌、大腸癌、淋巴癌、乳癌等

動作說明：此動作可以增進上臂、前臂力量

運動方式：配合輕阻力的彈力帶，做出發射弓箭的姿勢，前方的手伸直固定不動，後方的彎曲手用力拉，維持5秒即可。

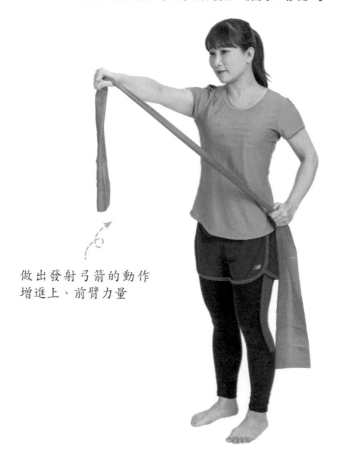

做出發射弓箭的動作
增進上、前臂力量

抗阻力　第2招　向前看齊

適用癌別：大腸癌、乳癌、淋巴癌等

動作說明：促進肱三頭肌之肌肉力量

運動方式：將彈力帶繞過腰部，握緊後，手肘伸直，用力向前拉，維持 5 秒即可。

將彈力帶繞過腰部、握緊，手肘伸直，用力向前拉

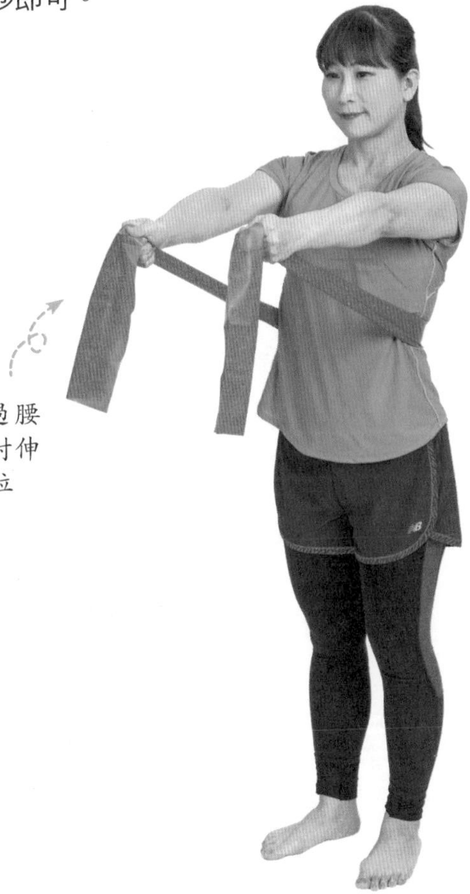

●其他癌復健●

抗阻力

第3招 拔刀相助

適用癌別：大腸癌、乳癌、淋巴癌等

動作說明：促進肱三頭肌之肌肉力量

運動方式：將彈力帶置於背後，握緊後，手肘伸直，用力向前拉，維持 5 秒即可。

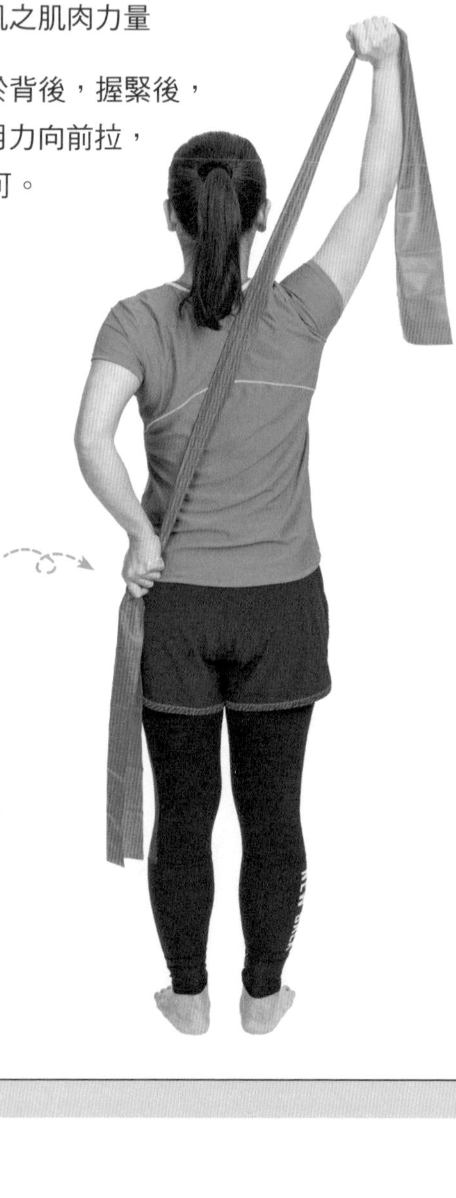

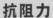

下方固定不動，上方手肘部伸直，將彈力帶向上拉

抗阻力

第4招　手臂彎舉

適用癌別：骨癌、大腸癌、乳癌、淋巴癌等

動作說明：促進肱二頭肌收縮

運動方式：一腳先將拉力帶踩住，手臂貼住身體，接著彎曲手肘向上拉，維持5秒後放鬆即可。

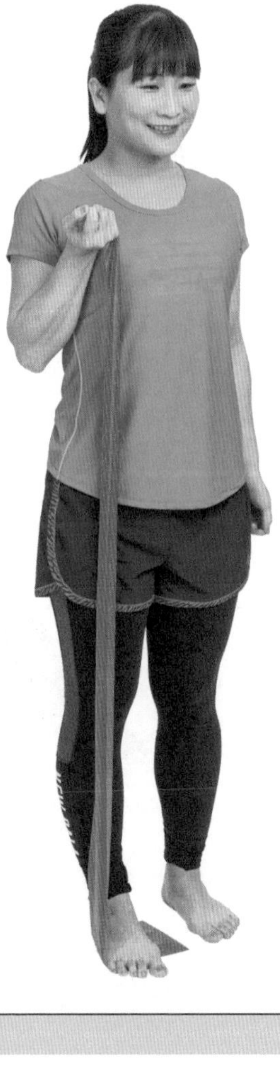

手臂貼住身體，接著彎曲手肘向上拉，維持5秒後放鬆

{小叮嚀}

市售的彈力帶有彈性上的差異，購買前可以詢問一下，建議癌友使用的彈性不要過緊，以拉開不會很吃力為原則。

●其他癌復健●

抗阻力

第5招　腳向前踢

適用癌別：腰椎骨癌、大腸癌、淋巴癌等

動作說明：促進大腿肌群收縮

運動方式：先將拉力帶一端固定於穩定的地方，例如桌腳等，另一端固定於腳上，依自己力量向前踢（伸展）即可。

{小叮嚀}
請留意拉力帶的長度，過長沒有抗阻力的效果，過短則會拉力過強，長度適中即可。

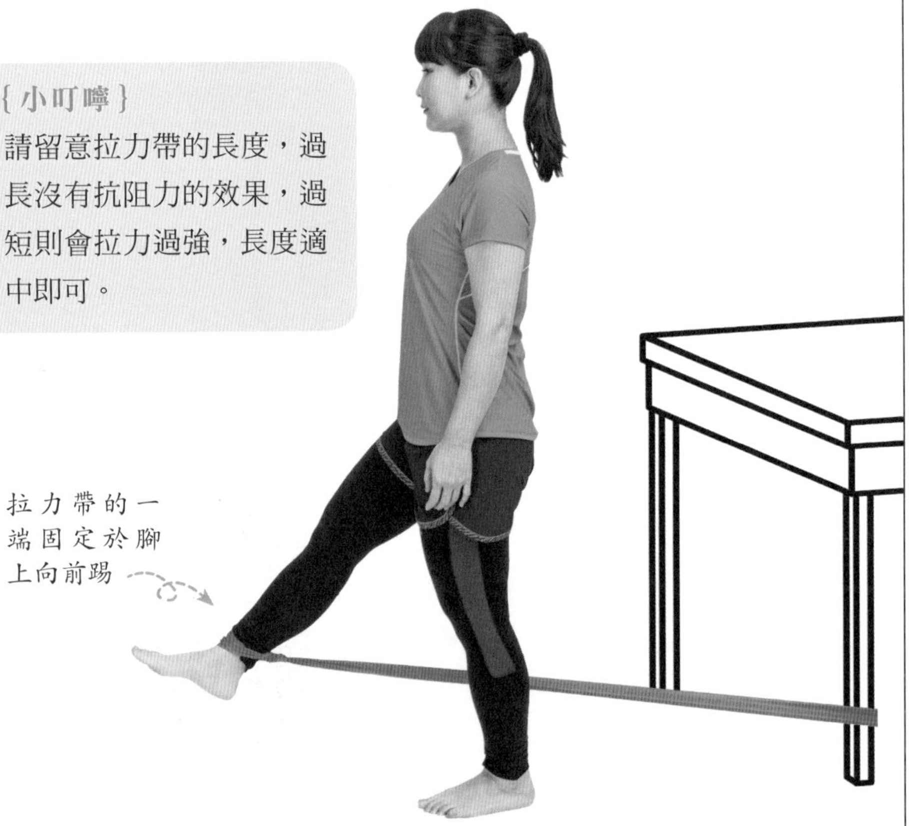

抗阻力 第6招 大腿外展操

適用癌別：腰椎骨癌、大腸癌、淋巴癌

動作說明：促進大腿外展肌群活動

運動方式：先將拉力帶一端固定於穩定的地方，如桌腳等，另一端固定於腳上，大腿向側邊抬舉。

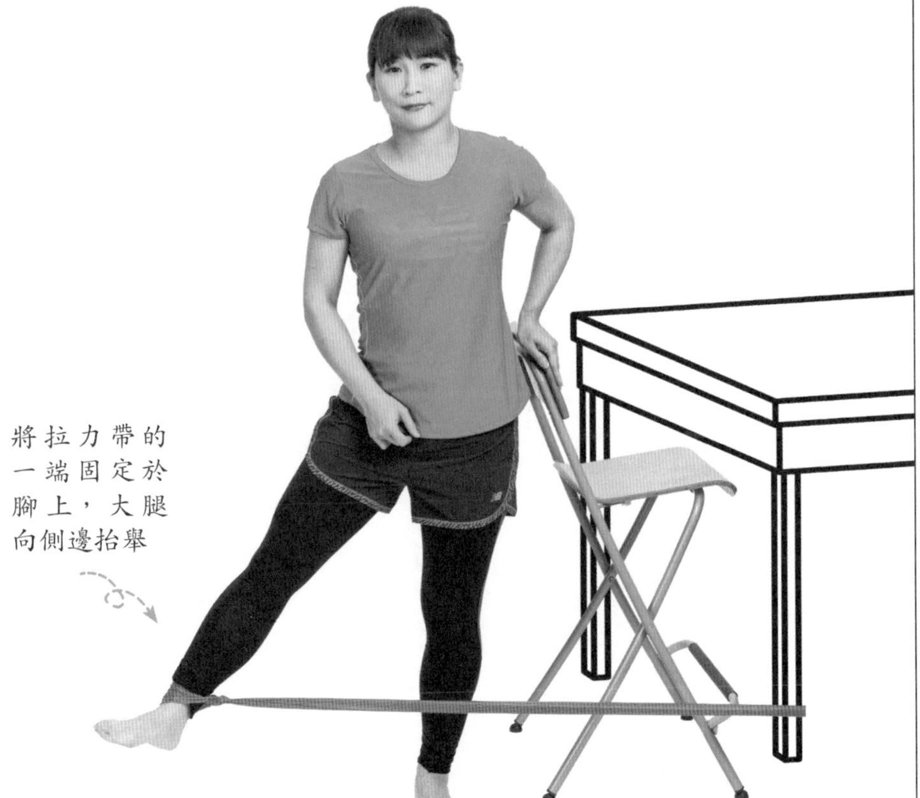

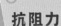

癌友的運動觀念

除了到治療室從事復健運動，我們更鼓勵癌友自己養成運動的習慣。尤其是當癌症沒有嚴重影響到肢體動作、生命安全時，都應該維持一定的運動次數與頻率。例如：大腸癌友在治療期間，肢體動作都應該正常，所以適合去從事一些**簡單的運動，像是走路**、**慢跑**、**瑜珈**都很恰當，只要癌友留意自己的身體情況即可。

以母親的經驗來說，她習慣去走路，距離依她當天的身體狀況來決定，我建議她可以上午十點多出發，避開人群與毒辣的太陽。通常會設定一個目標，比如我們常常走到離家1公里遠的寺廟，在那稍微休息之後，再返回家裡。運動是非常愉快且沒有壓力的，所以有時走到目的地若感到太累，我們就搭計程車回家，減少負擔。

我們在許多癌友的經驗分享中發現，癌友養成運動習慣之後，可以改善許多問題，例如：增進體力、使心情愉悅等。運動其實並不困難，有人去打桌球、有人開始騎腳踏車，甚至有人血癌第四期，治療後，還去參加馬拉松比賽。

當然，有些細節應該要留意，像是**避開化療、放療前後幾天身體容易疲累不適的時候，避免影響治療或被副作用干擾。另外，應注意是否在運動完之後，有呼吸過度急促、疲憊無法恢復、四肢癱軟無力的現象或發燒**等，如果有這些症狀，請暫停現在所從事的運動，因為這些現象表示，目前的運動強度對您來說可能太高。

剛開始運動時也務必找人陪伴，以策安全，如果有任何疑問，不妨與您的醫師確認身體情況適合哪些運動，接著就放心的去運動吧。

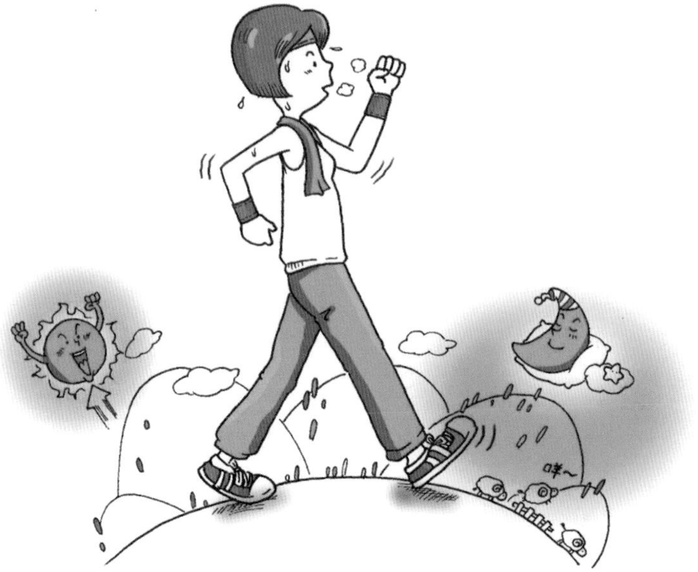

◎養成簡單的運動習慣

復健的選擇與安排

在我的執業生涯中，偶爾會被問起復健會不會導致癌症復發，我能理解大家的擔憂，但在文獻上、經驗上都沒有指出復健會導致癌症的復發，若真的會有不良影響，早就會在正規醫療中被禁止了，**現行的觀念鼓勵癌友接受復健，降低因癌症治療所帶來的後遺症，以提升生活品質**。

國內的復健系統大致分為三種，住院復健、門診復健、居家復健。

住院復健通常是兩種管道，第一是復健病房，這種病房能夠讓患者住院大約一個月，每天密集的接受復健治療，基本上是有不錯的效果，但是這種病房多是留給中風、脊髓損傷的患者，一般的癌友比較難有機會入住，但若是**腦瘤、骨癌的癌友仍可以嘗試**。

第二種住院復健則是有些癌友會透過入院調養、檢查的機會，同時安排復健，此方法不適合短期住院的癌友（例如2～3天的住院），因為復健是長期的安排，所以一般的單位比較難處理短期的復健個案，所以若預計住院一週以上再考慮。

門診復健就沒有太多限制，通常會先請癌友到復健科就診，根據醫師的處方會安排每周兩到三天的復健。大部份的復健科裡面都有物理、語言、職能治療，同時安排三種課程時，課表的安排就非常重要了，我**建議可以依癌友的情況選擇復健時段，應在體力較佳的時段前往比較適宜**。若體力可以負荷，不妨把三種課程排在同一個早上或下午，可以省去舟車勞頓的時間。

另外，應主動告知治療師癌友的化療、放療時間，若考量安全及癌友的體能狀態，應該避開這兩個治療的前後數日，若有需要也可向治療單位請假。

目前住院、門診復健都有健保給付，不會造成太多的花費。此外，長照系統也提供失能者居家復健的服務，但除了符合長照資格外，病況須嚴重到不能出門才能夠提出申請，且每年僅補助6至12次，相較健保的次數明顯少了很多。

有時我的癌症患者會從很遠的地方來復健，這樣的勞師動眾令人難以招架，也不禁讓我思考該如何建議他們找尋適當的復健場所。

復健是長時間的過程，少則一個月，多則半年，我治療的癌友，在癌症控制良好的情況下，復健一年以上的大有人在。**在這樣密集的期程中，找離家近的場所或**

交通方便的位置是比較恰當的做法，至於醫院是大是小，沒有一定的好壞，大醫院設備齊全，選項多元，但是病人數也多，復健的時間短、次數少；小醫院場地小但在治療師的設計下，也能夠有很好的治療品質與效果，各有利弊。所以最終還是要回歸到**癌友本身習慣的方式與實際的療效為主**。

另外要提醒的是，就診前應該先**電話詢問該單位是否診治癌症復健**，有些單位考量人力、技術可能會婉拒這類的患者，所以最好事前先詢問清楚，以免白跑一趟。

最後，若**癌友有在進行化療、放療，最好將復健的醫院安排在同樣的地方，一方面比較好調動課程、二方面有些資料可以互通**，當復健科醫師、治療師想要了解目前的生理狀況時，可以從病歷中調閱，以利後續治療計畫的安排與執行。

癌症復健是為了更好的生活品質

有些癌友做復健運動後，腰酸背痛的情況改善許多，同時也感覺自己對生活及身體的掌握度越來越好，進而可以轉換心情與促進信心。

在復健醫學的書裡總會看到一句話「醫學為生命增添歲月，而復健為歲月增添生命」，老實說，復健的存在並無法改變癌友疾病的進程，但我們可以在他們艱難的生命過程中給予支持。換個角度想，復健在很多層面是必要的，能有效避免許多併發的問題，使患者獲得更良好的生活品質，哪怕我們只是教他幾個簡單的運動，都能增進關節活動與力氣，減少症狀的干擾與不適。

若你不確定自己需不需要復健，首先可以先詢問你的癌症治療醫師，他若同意之後再到復健科就診，現在有越來越多癌症專長的復健科醫師，由他們判斷患者是否需要，再轉介給各治療師介入處理，可以獲得更好的治療效果。

SHARE IT

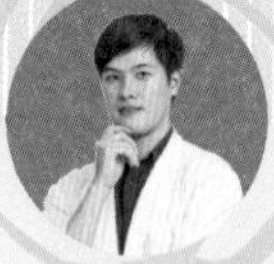

癌症家屬 & 職能治療師心得分享

1. 癌症患者可以**復健**，有些是**需要復健**。請找有癌症專長的復健科醫師及治療師。

2. 癌症的復健運動要靠**治療師與癌友**的合作，癌友也要自己多運動，才能有效的執行。

3. 癌症復健並**不會造成復發**，選擇適合自己的癌症課程與醫院，更有利於達到復健效果。

4. **復健系統**中有許多管道，癌友不妨致電相關單位詢問。

5. 復健場所以**距離近**、**方便抵達**，能夠長期配合的為佳。若有化、放療，應將復健安排在同樣的醫院。

6. 就診前應該**先電話詢問該單位是否收治癌症復健**，有些單位考量人力、技術可能會婉拒這類的患者，最好事前詢問清楚，以免白跑一趟。

7. **復健單位沒有好與不好，只有適合與不適合**。有任何疑問請至復健科掛號求診。

JUST DO IT 3-3

輔具有愛，生活無礙

輔具的使用能夠改善癌友生活上的不便，政府也針對輔具購買給予補助，相信能減少癌友與家屬許多負擔。

使用輔具的基本概念

走過幾年臨床復健治療，我個人的治療態度有了微妙的變化。有些我的病患由於各種原因導致神經恢復有時真的不理想，進一步引發日常生活自理的困難，他們失去原本生活的能力。但這群人當中，也有不少是具有復健潛力，卻很容易被忽略的，其實很可惜。當我了解還有其他幫助他們的方式時，我非常雀躍，很快的把這些東西運用在我的病患身上，有時會得到意想不到的成果。

這項技術稱為「輔具運用」，**輔具就是能夠代替或者增強人類某項功能缺失的器具，說白話一點就是工具，但這個工具是要有與人相對應的功能才能被歸於此**

類，像是輪椅取代移動的能力、拐杖取代了腿部支撐的功能等。

我們平常戴的眼鏡其實也算是輔具的範疇，所以輔具存在日常生活之中，也很直接地影響我們的生活。

輔具與癌症病患有什麼關聯呢？大家會覺得輔具應該是屬於長期失能的病友（例如中風、脊髓損傷）所使用的器材，癌症患者是否有這個需求？其實癌症患者也可以是輔具使用者。

前面章節有提過復健治療不應該單用診斷來決定，例如癌友在治療過程中，有時也會造成失能的現象，所以當癌友有輔具需求時，哪怕只是第一、二期癌症，都應早期接受評估與訓練。

關於輔具購買

復健科的治療師對輔具都有一定的認識，就診時可以詢問治療師相關意見，購入之後，也可以利用治療時間接受使用訓練。

有時我們建議患者購置輔具時，民眾除了不知道要購買什麼輔具，我們也常會得到一個回應就是輔具的價格真的太高，一般民眾會有經濟壓力，對此我想解釋兩個部分。首先，如果不是特殊的、高科技的輔具，價格其實會在數百元到數萬元不等，雖然會有一定的支出，但仍在可以想像的範圍裡。再者，目前政府有提供輔具補助，有些貴重的輔具甚至是全額補貼，癌友的負擔就會少一點。

民眾可至縣市政府轄下的輔具資源中心**開立評估報告書，作為購買的依據與申請補助的證明文件**。另外，部分的輔具項目，可以由**醫療院所的醫師與治療師撰寫診斷證明書以及評估報告書**，當作申請的證明文件。

取得輔具的必須身分

接下來介紹正式的申請流程，取得輔具補助之前，必須先**取得「身分」，這是最重要的事情，有身分才有後續的補助管道與經費來源**。目前常見的身分分為五大類別，分別是「身心障礙者」、「長期照顧對象」、「榮民」、「學生」、「職業災害者」等。而**一般癌友可能申請的身分，以「身心障礙者」為主，年長者也可能以「長期照顧對象」資格申請**。接下來就特別就這二個部分加以說明。

●身心障礙者

身心障礙者須取得身心障礙證明或過往的殘障手冊，此身分需要醫師的診斷書與身心障礙鑑定報告，由於疾病可能會出現變化，除了永久不可逆的損害，例如：截肢、器官移除等，會比較快評估之外，否則醫師通常會希望觀察數個月以上，等情況穩定之後才會撰寫報告，評估完會給予某一類的障礙，再加上輕、中、重、極重度四種不同的等級，並加上時效性，隨著障礙程度越高可獲得的福利項目更多。

只是這項證明必須患病數個月以上才得以開立，對癌友來說或許是段很長的時間。**這個管道比較適合像是在癌症治療結束的追蹤期所造成的失能，或者嚴重**

的治療後遺症，如腦瘤、骨癌所導致的截肢、癱瘓者，一般癌友較不適合。

長期照顧對象

長期照顧對象的失能證明就沒有如此嚴苛，主要針對年齡較高、並沒有明確傷病診斷的長者所設計的。因此，符合長照計畫的癌友，若癌症導致生活上的失能，例如臥床，行動不變等，可以使用這個補助管道。**第一步請各縣市「長照管理中心」的長照專員協助開立失能證明**。他們會給予接受評估的失能者，不同的失能等級。等級越高後續能申請的項目與時數越多。**第二步則是依序提出輔具評估的申請、購買以及最後的請領補助**。

確定補助身分的下一步

取得身分後需要一份由治療師開立的「輔具評估報告書」，上面詳載所需的輔具與規格，以確保民眾使用的權益。請先致電給戶籍所在地的輔具中心，說明患者目前的情況，並安排評估的時間。一般以前往輔具中心評估為原則，倘若患者出門有很大的不便，各單位會視情況安排「居家評估」，但可能就會額外收取交通費用，並且要耐心等待一段時間。

居住地與戶籍地不同怎麼辦？

有些癌友會到其他縣市接受治療，若要求回到戶籍地申請評估實在強人所難，政府有注意到這個需求，**解決方法很簡單，請先致電戶籍地的輔具中心，請他們轉介到患者所在地的輔具中心協助評估。**即使可以外縣市評估，但申請補助時仍需要回到戶籍地的公所辦理。好處是省去癌友來回移動的麻煩。申請補助的流程可由家人代勞，相對來說較為輕鬆。

不少人是在住院的情況下申請輔具評估，許多癌友會趁著入院治療的幾天，順便在醫院提出申請。**不一定要到輔具中心接受評估，也可以尋求醫院的復健部門協助撰寫評估報告書，只是這個管道需要請復健專科醫師，開立一張診斷證明書。**

現行的輔具法規上，有數十種輔具是醫院無法開立報告書的項目，所以若遇到這個情況，請直接到輔具中心接受評估。

醫院與輔具中心，到哪評估比較好？

兩個單位都可以開立評估報告書，但到醫院評估的要求比較多，**如果是找輔具中心的治療師開立，不需要診斷證明書，若找醫院的治療師開立，則需要復健科醫師另**

外開一份診斷證明，手續比較繁複且收費也有所差異。許多地區的輔具中心開立服務是免費的，而醫院的輔具評估報告書可能要自費，價格每份四百元到六百元不等。評估前請先詢問清楚，精打細算可以省下一筆費用。

申請購買，取得核可函

取得評估報告書後，到戶籍所在地的區公所社會課提出申購核可，取得「核可函」之後再購買，購買時請認明合格廠。切記！**購買的收據或發票一定要在核可函所畫押的日期之後**，若核可函是9月10日，發票的日期最好就是9月11日（包含）以後皆可。購買後連同發票、存摺等文件再送到社會課核銷撥款，前後辦理的時間大約一個月左右，並且要來回公所兩次，一次申請，一次核銷。

比較棘手的是由於補助流程的規定，民眾要自行墊款購買輔具後，才能申請補助，所以要先準備一筆費用，目前有些縣市的廠商可接受先讓民眾取回使用，後續核銷後再付款，但這要端看每個地區的做法，購買前可以詢問這個項目。

我們知道如何申請評估之後，接下來應該知道有哪些輔具項目，以下將依照我的臨床經驗，介紹幾種常見且對癌友相當實用的輔具。

【附圖】輔具申請流程

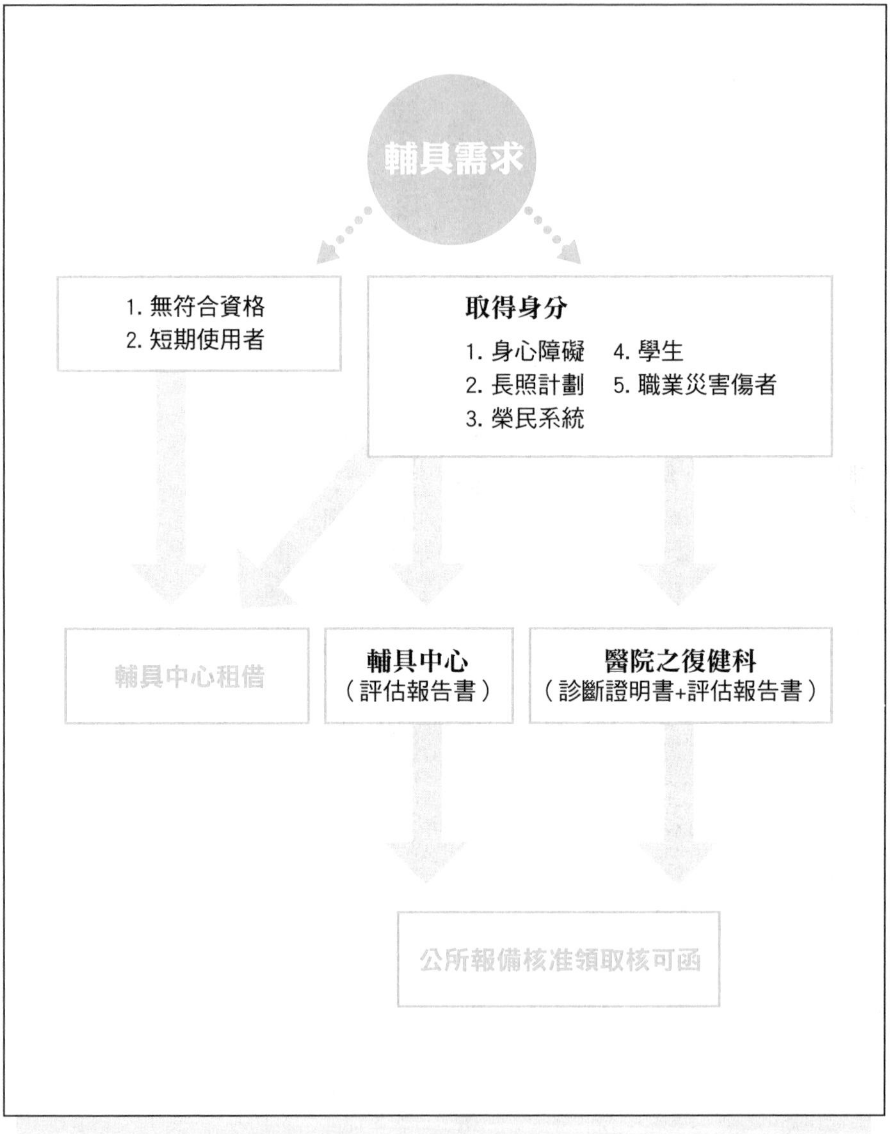
輔具需求
1. 無符合資格
2. 短期使用者
取得身分
1. 身心障礙
2. 長照計劃
3. 榮民系統
4. 學生
5. 職業災害傷者
輔具中心租借
輔具中心
（評估報告書）
醫院之復健科
（診斷證明書+評估報告書）
公所報備核准領取核可函

對癌友相當實用的輔具

輪椅

一般的輪椅其實非常普遍，就是大家印象中那種帆布加上白鐵型態的款式，很適合一般癌友在體力不佳時使用。但這邊要介紹的是輪椅的「附加功能」，這個附加功能使輪椅的功能變得更為優化，依照政府規定，一共分為A、B、C三個類型。

「附加功能A」即輪椅的扶手、腳靠墊、腳靠板可以拆除，這個功能讓照顧上更為便利，可以更貼近病患操作照護項目，當我們要替癌友換衣服時，可以更緊靠患者避免過度彎腰，並且**增加轉、移位的安全性與便利性**，也就是不同平面之間的移動，像是從床上到輪椅上、從輪椅到馬桶上等，有了這項功能，會讓轉移的過程比較安全與方便。

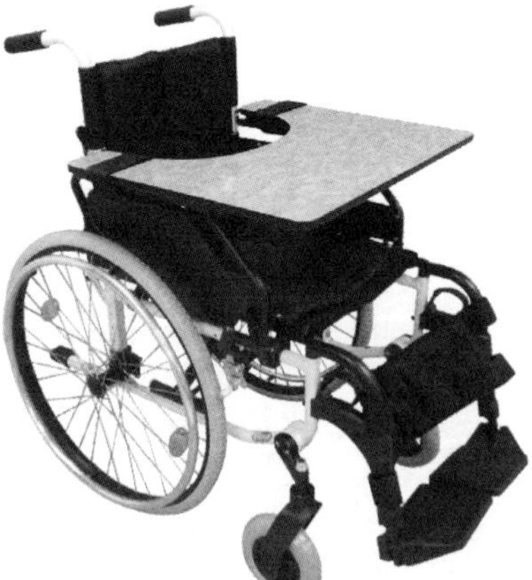

◎擁有附加功能的輪椅，使生活更便利。

再來是「附加功能B」，代表輪椅的椅背是可以仰躺，使得輪椅像是一張小床一樣，這出現於高背型輪椅上（椅背高過後腦杓的款式），**功能是讓病患能夠躺下休息，以利管灌餵食、清潔的方便。**

最後是「附加功能C」稱之為空中傾倒（TILT），它可以讓患者的輪椅傾斜，使得患者屁股上的壓力轉移到背部，以達到減壓效果，多用於長期坐立但缺少自我減少臀部壓力技巧的病患。**適合腦瘤癱瘓或脊椎腫瘤的癌友，因為行動不便，所以他們可能會維持在同一種坐姿比較長的時間，透過這個功能可以減少褥瘡生成的風險。**

輪椅是省力輔具

輪椅是一個省力的輔具，在體力比較虛弱的階段時，建議癌友不要過度勉強自己，使用輪椅會節省許多力氣，也能避免因過度行走所導致的腿部疼痛。母親有時化療結束要出院時，因為體力不佳，我們都會跟護理站借用輪椅，送母親到醫院的停車場搭車，這樣不但方便也安全許多。

輪椅坐墊

坐墊最主要是為了要防止臀部破洞出現傷口，適合長期坐立的患者。

癌症患者常常因為治療而營養流失，骨瘦如柴，或者**像骨癌、骨轉移的癌友常出現臀部疼痛與不適，使用輪椅坐墊可以大大改善這個困擾。**透過充氣式的氣囊或者凝膠式的軟墊，支撐臀部的壓力，減少骨頭直接接觸椅面所引發的不適。

輪椅坐墊除了置於輪椅上，也可以放在一般家用的椅子、沙發上，只要座位是安全穩定的座面，可讓癌友根據自己的需求擺放。

許多人會買枕頭、汽車用坐墊，我覺得也可以，只是減壓效果恐怕不及專業的輔具。許多人會擔心這些坐墊的售價太高，但是臨床上常用的充氣式坐墊、凝膠式坐墊都有近全額的補助，不妨列入考量。

小叮嚀：醫院無法開立輪椅坐墊的輔具評估報告書，要由各地區輔具中心開立。

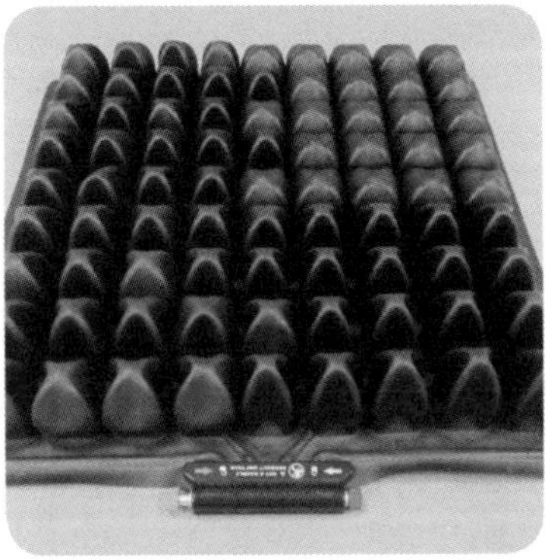

◎充氣式輪椅座墊

居家用照顧床與氣墊床墊

電動病床可上升下降、調整床面角度，所以不論是照顧用或者讓病患自己降低床面，都能減少下床的危險。對於利用床板可以調整角度的特性，改變一下癌友的姿勢，都是非常理想的選擇。

若有臥床的可能或者身體瘦弱的癌友，建議搭配一張氣墊床墊，這種床墊是利用充氣管交替充氣，分散皮膚上的壓力，避免過度受壓，故對褥瘡的防治非常有效果，若配合照護者翻身的技巧，可以降低褥瘡生成。

居家用照顧床與氣墊床可以使癌友在起居、睡眠變得更有品質，適合四肢無力、過瘦的癌友，例如癌症晚期的癌友產生行動不便或無自我翻身的能力時，多需要這兩種輔具以利照顧。

☆小叮嚀：此兩項輔具僅限居家使用，意指癌友若有意去住養護機構，就不能申請這兩項輔具的補助。

爬梯機

我們知道對於體力不佳的癌友來說，爬樓梯是非常困難的一件事，尤其像我的家鄉南部很多是透天厝，房間多設於二樓，當時母親要爬一層樓，就會感到非常勞累，所以她盡量不隨便下樓，或者下樓後就姑且不爬上去了，實在影響到許多日常生活。又或者像北部的老公寓沒有電梯，也是會讓人感到懊惱。

這種爬梯機就是一台長得像椅子的機器，透過機械傳動，可以讓患者在他人的協助下，輕鬆的上下樓，並且十分安全，惟這項器材的單價昂貴，不建議自己購買，若有需求可考慮向輔具中心、民間單位租借之方式。

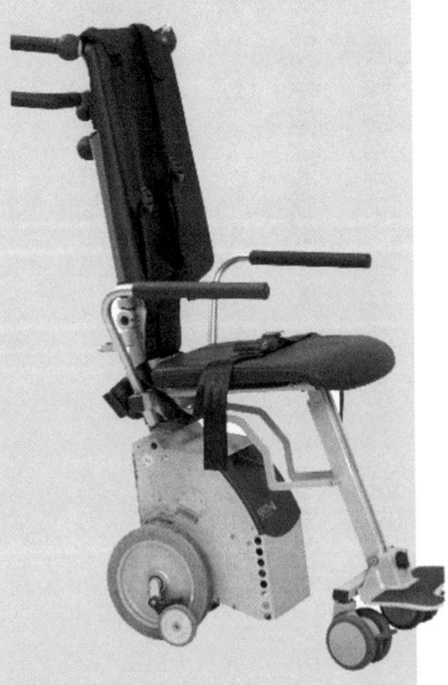

◎讓上下樓都方便地爬梯機

拐杖類輔具

拐杖有不同類型，如四腳拐杖、助行器、單拐杖等，根據患者的步行能力搭配，**如果走路穩健可搭配一個單拐杖，若步態不穩可考慮四腳拐杖、助行器等。**

不論是化療後的體力不佳、手術後的復原，或骨癌而下肢無力，拐杖都可以幫助癌友更安全的行走。

在臨床上，跌倒也是一個很嚴重的傷害因子，對癌友來說更是如此，所以這是一個很重要的輔具，若自覺有跌倒的風險，**像是走路不穩、容易頭暈、癌症治療後，曾經有跌倒的經驗**等，有這些狀況，建議您至少在外出時攜帶一根拐杖，以策安全。有時患者會排斥這些器材，市面上有出售經設計的款式，像是登山杖、雨傘造型的枴杖，減少輔具使用被標籤化的問題。

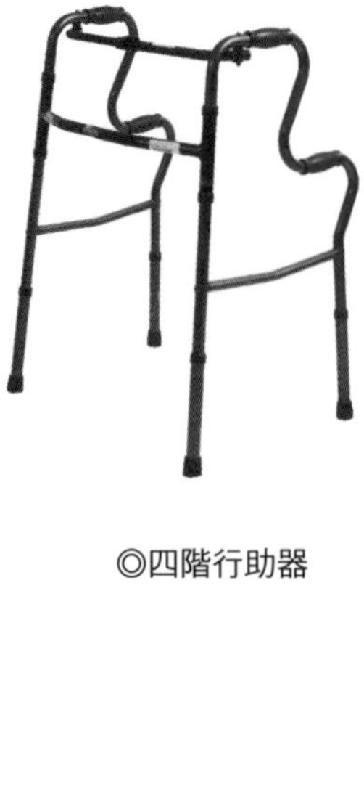

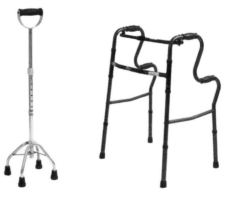

◎四階行助器

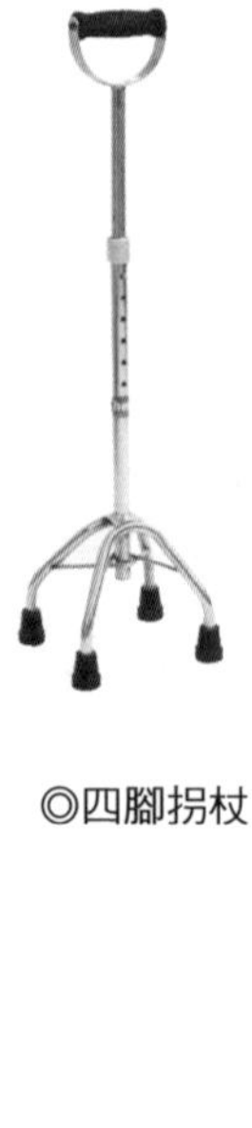

◎四腳拐杖

拐杖可以確保走路安全

拐杖是很普遍的輔具，但卻可以保障癌友的行動安全，當時母親曾經因腳無力在家跌倒過一次，所幸沒有嚴重的受傷，我們才警覺到其實跌倒發生的又快又急，要特別留意。後來我選配助行器供母親使用，增加走路的安全性。

居家無障礙改造

輔具一定有極限，很多時候因為空間上的限制，會讓許多輔具，根本就「英雄無用武之地」，此時居家無障礙的角色就非常重要。

居家無障礙有點像是裝潢，但考量癌友的實用度與安全，可能會聚焦在家裡較危險的環境，**例如安裝浴室地板止滑條、在廁所內加裝扶手、地板貼止滑貼條、方便輪椅進出的斜坡等**。但這需要治療師到家中評估後，依需求進行設計。

小叮嚀：房屋若不是自有，必須取得房東的同意，另外若是公共區域，如安裝於公寓的樓梯、出入口等的無障礙設施，須取得其他住戶同意。

有時一些生活的巧思，可以減少我們的小麻煩，例如癌友的手部力氣不足時，省力開瓶器、穩定碗盤的防滑墊（手不用扶碗即可吃飯）就能有很好的效果。

其實生活輔具就是要用來改善生活不便的小道具，像癌友在生活上可能會有一些小阻礙，例如**裝有人工血管的那一手，不宜抬舉過高，洗澡想要搓背的時候，您就需要一支長柄的刷子，減少肩膀過度抬起的機會。或者像是脊椎腫瘤的癌友，手指關節可能會比較僵硬或是無力，此時，我們用把柄加粗的湯匙、叉子會讓癌友比較好握住，又或者是市售的輔助筷也是吃飯時的好幫手。**

很多癌友在接受化療、放療之後都會有皮膚方面的副作用，乾燥、敏感，有些甚至是**指甲溝破損，導致癌友有時會在用餐時遇到困擾，比如手無法碰到盛有熱食的碗，這時我們可以利用有隔熱材質的餐具或者手套，就可以大大改善這個問題。**

生活輔具琳瑯滿目，有些只是一個小小的改裝商品，都能發揮大效用。除到輔具中心詢問，多逛大賣場或39元商店，偶爾看日本節目也常有意想不到的驚喜。

康復用品

這類型的輔具並不在正規的輔具補助裡面，但是卻是癌友特別需要的項目，康復用品包含假髮、義乳、胸衣、頭巾等。

掉髮大概是最常見的化療副作用，使用假髮，可以增進癌友的自信與回歸社會的意願。有許多人會自己去訂製，若要有點品質的款式，價錢可能會到數萬元不等，是筆不小的開銷，所以**有些單位提供租借的服務，像是台灣癌症基金會、癌症希望基金會，或者醫院的社工部門等**，都可以前往諮詢是否有假髮租借。

義乳跟胸衣則是針對因乳癌而手術切除乳房的癌友，使用義乳能夠幫助女性找回原本的自信。一樣也可以透過上述的單位進行租借。

輔具可以促進癌友的生活品質

介紹這麼多輔具，僅希望讀者們有個概念，當我們需要輔具時，請不要害怕使用它們，因為它們真的帶來許多照顧上、生活上的便利，況且現在的補助金額尚稱理想，購買上較不造成負擔。

只是目前癌友使用輔具的意識仍不高，起因於癌友對這個專業的不了解，以及補助並沒有涵蓋到多數癌友。

輔具可以快速又直接地促進癌友的生活品質，像是使用輪椅可減少體力的耗損、增進移位的安全；使用輪椅坐墊、氣墊床可以減少過瘦癌友，因坐姿或躺姿所造成的身體疼痛，甚至預防褥瘡。

隨著癌症治療的技術越來越先進，癌友經治療後的生存時間也跟著加長許多。在這過程中也開始慢慢地強調癌友的生活品質，因此，若能正確使用輔具，可以有效改善癌友病後生活的不適與障礙。如果對這方面有所疑問，也歡迎到復健科求診或致電給所在地的輔具中心。

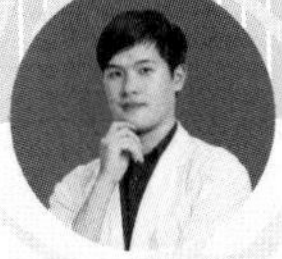

癌症家屬 & 職能治療師心得分享

1. **正確的使用輔具**，可以提升照顧便利性與安全性。

2. **申請輔具**有許多補助的管道，可尋求相關單位協助申請。關於輔具的相關資源，若有任何問題，可以尋求**復健科治療師**協助。

3. 不要害怕使用輔具會造成依賴，我們要靠輔具來**改變生活方式，提高生活品質**。

4. 治療師的角色，不僅僅是開立評估報告書，還有**選配適合的輔具、諮詢、最後提供使用訓練**。

5. 輪椅、輪椅坐墊、居家用照顧床與氣墊床墊、爬梯機、拐杖類輔具等，都是對癌友**相當實用的輔具**，癌友可多加了解與利用。

6. 有義乳、假髮等**康復用品**的需求，可至相關單位承租。

JUST DO IT 3-4

擺脫病態生活，生活自理不求人

生病之後，我開始感覺我媽是不是不像個正常人，凡事都要請人幫忙。而人真的要獨立自主，哪怕只是自己倒一杯水！

為何生病的人總愛使喚人？

「喂，弟弟把那個拿來給我一下。」母親有點指使的語氣，母親想拿桌上的遙控器，我距離遙控器大概兩公尺遠，而她大約是在唾手可得的距離，但她仍叫我幫忙。幾次之後，我問她；「媽媽，明明離你這麼近，為什麼不自己拿咧？」

病患往往是敏感的，當你的言語刺激到他時，很容易被過度解讀，並回以更激烈的反應。當然，我母親在病前就屬於禁不起挑釁的個性。

「叫你們幫個忙，在那邊意見一堆，你們小時候要去哪邊，買什麼東西不都是你祖母我開著車到處幫你們做。」母親扯開嗓子說。講到最後常常就會提到國民黨跟民進黨，果不其然她又突然說起有關服貿的看法，指責年輕人參加學運是來亂的，她總就是把所有負面的情緒趁機發洩出來，最終她起身拿了遙控器，卻看起來十分疲累，這件事情後面其實藏著一個警訊。

這種疲勞的現象應該是來自化療，化療之所以讓許多癌友怯步，原因是有極高的比例造成許多副作用，包含噁心、嘔吐、掉髮、虛弱還有一個就是疲勞。

從這個生活事件中，我們很明顯的看出，疲勞症狀會影響一個病友的生活功能，根據臨床上的病患回饋以及文獻資料的顯示，這樣的疲憊感會存在很長的一段時間。

然而身為一個職能治療師，為了讓患者能夠回歸到原本病前的日常生活，其實是有些辦法改善這個問題的（改善方法請見本書4-1）。

不要過病人的生活，從做家事開始

許多癌友做了非常多努力，為了讓自己看起來不像一個病人，我非常佩服與欣賞這樣的做法，因為這樣讓自己看起來更有元氣，也更能夠回歸到日常的生活之中。

大部分癌友會從外觀下手，假髮、帽子、化妝、義乳、義肢等等，但對於外觀沒有太多改變的癌友來說，從做家事開始做起，不妨是一個好方法。

在臨床工作上，治療師也會鼓勵癌友們**盡量能夠自主活動，不要過度仰賴照顧者**，當然，這中間要教導他們分辨什麼是可以自己做到的，而什麼是需要請求協助的。盡可能回到患病前的狀態，不僅是減少照顧者的負擔，也使癌友的心境更為踏實，擺脫被疾病限制的陰霾。

我服務過一個腦癌者——阿彥叔，他是一個很居家的人，生病前過著退休生活，他習慣每天早上幫家人準備早餐，十分愜意。有天他發覺視野的右下角有個黑影，因此來醫院就診，經過一連串的檢查，終於在腦部發現一顆腫瘤。醫師建議安排手術處理掉，後續再評估，手術還算成功，阿彥叔很快就恢復了，但唯一的後遺症就是手術後的下肢無力，站立、走路功能受到影響。

手術後，他待在家裡一個多月，沒做什麼事情，應該說家人也不讓他做，直到他來復健之後，每天辛苦的自主訓練與定期的復健，讓他可以撐著拐杖走路。

阿彥叔說他永遠忘不了他每天坐在家裡沙發上發呆的日子，感覺世界已經與他徹底脫節了。我建議他既然可以走得穩，身體控制能力也不錯，何不做點家事呢？阿彥叔一臉震驚，訝異我怎麼會說出這種話，他一直覺得他是病人，許多事情根本不用做了，因為大家出自於關心，會幫他做完或者不讓他去嘗試。

但我仍要他**每天一定要做一件家事**，**既是復健也是生活**，後來他跟我說他原本習慣每天幫家人準備早餐，但現在都是太太處理了，於是我又建議他不如幫忙擺碗筷就好。他想想認為是個好主意，就欣然接受了。

過了幾個禮拜，阿彥叔在復健時跟我說，他擺了好幾個禮拜的盤子，現在太太願意讓他幫忙煎蛋了，我稱讚他那是一個很大的進步。接著，又過了幾個月後，阿彥叔笑著跟我說：「我要畢業了，之後會在家裡自我復健。」聽著阿彥叔說的這段話，我也開心的回了他「畢業快樂」。

我想阿彥叔慢慢找到人生中的樂趣，從生活瑣事中，感受過去生活的感覺。為此，他藉著復健強化自己的力量，並勇敢嘗試。我們從阿彥叔身上知道能夠完成一件家事，所帶來的成就感與富足肯定非常驚人，因為這不僅僅是一件家事，而是對生活的掌握。

從這個經驗告訴我們，其實癌友的生活當中，應該還是要**維持一定的家事活動**，就像我說的，這些活動既是生活更是復健，**讓癌友不要完全依賴別人，可以維持獨立的生活方式**，況且把復健中所學的動作實際用在生活中才是復健真正的目的呀！

至於做什麼家事比較適合，我建議可以做一些比較簡單的家事，像是擺碗筷、擦桌子、摺衣服、澆花等都很適合，當然還是要依照癌友本身的興趣會比較恰當。

不過要留意，如果是在：（一）化療後的幾天（二）手上有傷口時（三）當天十分疲勞（四）這項家務比較需要出很大的力氣等四種情況下，則應該先休息並請人代勞比較恰當。

成為癌友的居家生活設計師

癌友病前病後的生活功能和生活品質會有一定的落差，但又被鼓勵要多多運動或回到以前的生活方式，有些癌友可以靠著營養補充、復健訓練、生活調整而回復，但仍無法達到百分之百的狀態。加上有許多癌友接受的治療，會造成嚴重的後遺症，像是截肢、肌肉移除等，面對這樣的結果使我們不得不思考，同樣的一件事是否能有更容易的作法，此時，「職務再設計」就派得上用場了。

職務再設計，簡單來說就是**改變原本一件日常生活工作的執行方式**，通常是職能治療師針對中風患者、職災傷者所使用的代償治療，後來我們發現癌友也可以使用這個方法，重新設計日常生活的作法。有時只是**改變一個工作檯面的高度、做事的流程、安排恰當的順序，都是可以嘗試的技巧**。職能治療師因為對人體結構、生物力學、活動分析有進一步的知能，所以職務再設計對治療師來說，是個常用的技巧。接下來將介紹一些關於職務再設計的步驟與原則，只要掌握好這些原理，人人都可以成為癌友最好的生活設計師。

步驟一：理解作息

首要工作是調查癌友的生活作息與日常生活事件，了解體力的狀況。

步驟二：記錄困難處

記錄癌友在執行生活事件時的困難及狀況，但由於生活事件繁多，無法一一的記錄，建議以發生頻率較高或日常活動加以詳述。例如：吃飯、喝水、睡覺、上廁所、移動、做家事等，都算是每天生活中常出現的。至於像是跟朋友聊天、簽收信件這類偶發事件就暫時不列入考量。記錄以一般描述，針對動作表現、功能性來表達。例如：「媽媽手沒有力氣，所以她無法伸手拿取遙控器」等。

步驟三：分析困難處與改善

意思就是分析問題所須具備的能力並設法解決之。應針對這項事務的基礎因子（Basic component）進行分析，例如肌耐力、手眼協調、動作計畫能力等。當然這時就需要專業的職能治療師來分析。倘若讀者沒有相關的技巧，只要自己實際操作一次，仔細體會在哪個環節會特別辛苦就可以了。把事務拆開成一個又一個的小步驟，以拿遙控器這個任務為例，拿遙控器所需的幾個步驟如下：

坐起▼身體向前▼手臂平舉伸直▼抓取物品▼回復原姿勢

我們可以透過像這樣的分析小步驟，來了解病友是哪一個階段不能做到，並加以協助改善。

接著，以母親堅持要自己洗衣服這件事為例，來說明職務再設計的步驟。母親一直覺得大家洗的衣服不乾淨，雖然我個人是覺得沒差別，不都是洗衣機洗的嗎？但母親堅持這樣的想法，只好讓她自己洗了。首先我們先了解母親的體力狀況，知道她早上體力比較好，所以把原本在晚上洗衣的行程移到早上，這也花了我們不少時間溝通，說是談判也不為過。第二步驟我們記錄這件事的困難點，洗衣機在三樓，母親的起居在二樓，所以對她的體力是相當大的負荷。最後我們要分析這個活動的細節：

提洗衣籃上樓▼將衣物分類▼抬起洗衣籃，將衣服放入洗衣機▼放入洗衣精▼按開關按扭▼洗完曬衣服▼使用曬衣夾

為了減少這每一件事情的阻礙，可以畫出一個表格（表一），我做了以下幾點記錄與分析，所有的程序看起來，應就是「提洗衣籃上樓」最辛苦，所以我與母親說好，晚上所有的衣服我會幫她放入洗衣機內。結果母親又出了一個難題，她說我們年輕人不會分類，於是我在三樓陽台外邊，擺張桌子，並把衣服都放在上面，讓母親可以坐著分類，減少她持續站立的時間。

接著我們調整了洗衣服的頻率，並減少單次的量，而我們的衣物也盡可能自己清洗，減少母親的負擔。倒洗衣精這件事情也是需要彎腰提重物，所以我將原本家庭號的洗衣精倒入小保特瓶，並且在旁邊放一張桌子，把所有清潔用品都放在上面，讓她可以不用彎下腰直接拿取，然後只要按下按鈕就可以使用了。

洗完後母親偶爾堅持自己曬，除先前的減量已是一種方法之外，我還買了一組放在地上的曬衣架，讓母親不用高舉雙手曬衣服。由於化療的關係，母親有些甲溝炎，指甲常不舒服，我便將所有的曬衣夾，更新成彈力比較小的，減少母親手指出力過度引發的疼痛。母親曾說這些看起來普通的調整，卻讓家事做起來變得輕鬆。

透過記錄和了解家人的狀況，重新設計日常生活需求，癌友也能生活更輕鬆。

【表一】自製活動分析表

步驟	調整前的困擾	解決方案
母親提著衣服上樓	•消耗體力 •衣服過重	•家人協助拿上樓 •減少單次洗衣量
分類衣服	•須站立一段時間	•準備桌椅，在坐姿下進行
抬起洗衣籃並依分類把衣服放入洗衣機內	•消耗體力 •衣服過重	•家人協助倒入 •減少單次洗衣量
倒入洗衣精	•瓶裝過大、過重	•改用小罐裝 •改用補充包
按開關按鈕	•無	•無
洗完曬衣服	•須來回走動，易喘 •須站立一段時間	•準備桌椅，在坐姿下進行 •一次完成避免來回移動
使用曬衣夾	•因甲溝炎而手指疼痛	•更換成較鬆的夾子

循序漸進，改變習慣大不易

職務再設計真的有這麼容易嗎？我的答案是肯定沒有。不論是否是癌症病人，要改變原來的生活方式，就已不是件容易的事，對癌友更是如此。改變，往往會遇上許多難題，因為這其實觸及到一個人的生活習慣。對所有人而言都一樣，我們不願意被拘束，渴望隨心隨遇。對我母親這樣的家庭主婦而言更是如此，想要她改變數十年的習慣並非易事。

因此進行職務再設計時，**要特別留意個案感受，最好的方法就是和她一起討論**。在任何一個需要解釋的時候，務必把利弊分析清楚，有時是利大於弊，但還是不得她的心時換個方式說服他，否則就保持原狀，畢竟無謂的僵持沒有任何意義。

其實在調整母親的生活習慣時非常不順。她有她的堅持，所以跟她提及這個想法時，有過幾次衝突、幾次沒下文。想想也真是有趣，踏入臨床工作以來，第一次跟個案吵架竟然是跟自己媽媽。不過，對化療中的癌症病友而言，沒有安排的生活其實很可怕。甫從醫院離開的母親，依著原本的生活步調，一早起床便做一些家事，有些粗重的工作，前一天已由我們代勞。大概剩下一些比較輕鬆的活，偶爾還會想要跑去市場買買菜。但每次回來都是虛弱到躺在沙發上休息，無法起身。可能過了數小時才能有些許恢復。到了下午頂多只能看看電視，連上廁所都會有些疲憊。**癌友常會因為化療、放療等因素，產生癌因性疲累，以致體力無法保留，且無法維繫生活品質**。母親偶爾會抱怨「體力越來越掉（台語）」。我完全相信她說體力是用「掉」的這件事，因為若是癌因性疲累，休息所能回復的效果本來就有限。在有限的體力下，必須找出恰當的生活安排，才能有效的執行日常生活的事務，否則常會影響癌友的自信度與成就感，進而影響到參與的動機，形成不良的循環。

幾次下來，母親終於感受到她的生活受到很大的干擾，於是決定與我討論了。

媽媽隨口問起：「弟弟阿！你上次說的那個什麼職務再蝦咪的，到底是什麼啊？」

我回答她：「我先看看你的體力狀況與活動，再給你一些改善的建議。」

媽媽接著說：「我是覺得啦，體力吼，真的有差捏！」

她最後終於說出希望我幫助她安排日常生活。原先她堅持不要，導致我有些力不從心，但既然她想改變當然要大力幫忙，因為我這張執照她也投資了不少。

食衣住行小改變，生活品質大受益

當然癌因性的疲累，透過運動治療在臨床與文獻上都有不錯的效果。但如果配合職務調整與再設計，可以使癌友更快更沒負擔的參與日常生活事物，感受度也會更強烈。

這個部分有許多準則可以參考。例如使用適當的輔具，所謂輔具就是能夠協助使用者執行活動更容易、更輕鬆的工具。以拿取物品為例，我們常看到會用所謂「長柄夾」來取高的或遠的物品。又或者直接調整動作的步驟，減少過度使用的機會。例如：每次就定位之前，就先準備好所需的物品，減少重複起身的機會，減少能量的耗損與跌倒的風險。

家中的設備也可以直接改善，以室內電話為例，當電話一響，我媽就會匆忙的跑過去接聽，這其實有些危險。以居家改造的概念，有預算就換一支無線的電話放在她休息的地方，會比較理想。

另外暢通走道，增加小照明，都會減輕許多跌倒風險。利用這個觀念，我們可以檢視生活上，甚至工作上的執行有沒有調整的空間。

職務再設計僅有準則，沒有一定的規範，所以只要能夠將原本的事務簡化、容易執行化，基本上都是好的再設計。

為什麼我會提倡由家人們來重新設計癌友的日常生活，**因為家人才是最了解癌友的人，有時專業人員介入時，往往會給予無法執行的策略，因為對癌友的生活習慣不熟悉，對居家的模式也接觸不深，只能給予大方向的建議**。但若由家人執行，或許能夠更細膩的重新設計，當對自己的想法有所顧忌，也可以告訴職能治療師，尋求更專業的修正。

洗衣服，是我第一件幫母親修改的生活任務，執行一段時間之後發現蠻有效果的。她可以勝任這件事情，並且在過程中，也自己發現更省力的方法，例如：她會把洗好的衣服全部一次拿到桌子上，再坐著慢慢掛上衣架，等到弄得差不多了，再一次掛上曬衣桿上，避免來回走動、彎腰，耗損體力。

這也就表示職務再設計，會隨著癌友參與度增加，而越來越實用與豐富。

接著我也改善她做早餐的方式，我把她常用的食材、用品都放在好取得的位置，像是冰箱上層而非下層，避免她需要彎腰、蹲下來找。調味料、烤箱等，也都放在桌面上，而非高高的櫃子裡。平底鍋也換成了較輕的新鍋子，這麼一來可以減少她的體力消耗。

起初她對隨意亂動她的廚房擺設，有些微詞，但我讓她嘗試在這樣的環境下準備餐點，確實減少她上上下下取物的可能，感覺也比過往輕鬆，所以這個調整方案一直沿用很久。

我問她有沒有覺得這樣改很好？她說看起來很麻煩，真正開始之後其實有一點不習慣，但時間久了才感受到真的有很大的不一樣。

「這是很專業的呢！」我驕傲地說。

「廢話，不然學費白花了嗎？」母親打斷我的話。

這樣的生活習慣改變之後持續了好一陣子，隨著母親的體力、身體狀況的不同而有所調整。

同理與觀察，好好溝通切勿勉強

從我的經驗中，長輩很常出現所謂「全有全無」兩種極端的態度，原本生活中的事物，他們可以割捨得很快，相對的也不一定每一件事都放得下。所以才會有子女擔心生病長輩太勞累，禁止他們做原本喜歡或想做的事，引發家庭的衝突。

換個角度思考，若能多花點心思觀察他們的需求，並給予協助，發揮您的生活智慧去調整，或許有許多問題是可以被處理的。此時需要溝通與嘗試，若毫無頭緒，尋找復健科的治療師幫忙，也是你的選項之一。

多多與他們溝通，開始改變的第一步，我想會慢慢地進入佳境，雖然不是每一件事都能有很好的改善方案，至少，我們要盡可能的讓癌友重拾他們想做的事情。倘若，這一切都沒有任何的起色，我建議不要過於執著，以癌友在不影響安全與治療進度的前提下，能夠快樂自在地生活，那就足夠了。

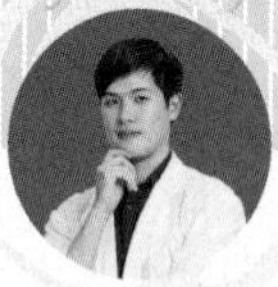

癌症家屬&職能治療師心得分享

1. 不要過病人的生活，**從做家事開始**。

2. 做家事**應避開化療前後數天，手部有傷口或者十分疲倦時也不要勉強，應請人代勞。**

3. 職務再設計是一門生活化的技術，從**生活層面著手並發揮您的創意**。原理很簡單，排除癌友執行時的困難即可。

4. 職務再設計的方法很多元，**適當的工作高度、避免體力消耗、減少負重、妥善安排與規劃等**。執行時或許會有衝突，但為了彼此的生活品質，請多溝通。

5. 復健科職能治療師，可以**協助職務再設計**。而職務再設計**會隨著癌友參與度增加**，而**越來越實際與豐富。**

6. 從事日常生活任務是回歸正常的第一步。

JUST DO IT 3-5

談輔助或民俗療法與第二意見

抗癌過程中，總會有來自各界的意見，專業的醫療建議也好，求神問卜也罷，此時癌友可能會有一點慌亂。別擔心！仔細想想您的治療目標，選擇最適合您的正規醫療或尋求第二意見，解答疑惑。

當化療沒有好轉，另類療法招手時

很多人在治療的過程中並非絕對的順遂，就算醫師跟您保證，這種療效的成功率高達90%，但自己也可能就是那無效的10%。好吧！不要這麼悲觀，但真的不是想要有效就有效，所以當一次又一次失敗的時候，對治療的信心，也總是在每一次被告知情況沒有好轉的當下，越來越薄弱。

懷疑是正常的，當母親進入第十三次化療時，她開始出現了動搖的跡象，每一次化療前的抽血報告，都顯現藥物無效的結果，縱然已經換成自費藥物也無法改善，所以她對於治療的期待慢慢轉向輔助療法。

在此我們先定義一下，輔助療法與另類療法，有鑿於西醫是目前主流的癌症治療方法，醫療界也不斷地尋求不同的治療型式，於是像輔助療法這種經過科學化研究發展出來的治療方法，在現代醫學裡面開始慢慢被重視，像是中醫、自然食療法、癌症熱醫療等。

而民俗療法大多是來自於民間私授、宗教化的治療方法。母親一度認真考慮要改採民俗療法，經過我的了解，民俗療法多半不科學，其實不是這麼適合。但人生病的時候，才知道有人消息特別靈通，明明看起來就是不經世事，偏偏有很多旁門左道，上門來介紹的也不下少數。這群人很神奇地存在這個社會上。他們總像是直銷商一樣，先設法同理你，說他們明白生病的痛苦，他們的誰誰誰也是一樣，但這個誰誰誰往往都是朋友，很少聽到是至親的。再來就是闡明化療無效，或說化療是慢性自殺的理論！

本來每個人對藥物的耐受性、反應皆不相同，有人有效就會有人無效。最後一招就是欲擒故縱，他們總說：「其實，我們這種東西真的很棒，很難得，所以你不用也沒關係。」不過我母親也真的逗趣，常直接就說不用了，他們著實也是傻眼。

我想是他們的方法太為難人了，不是四處蒐集奇芳異草，不然就是日吞百粒營養品，所費不貲。更甚者還要起乩、修練，對母親這種怕麻煩的個性來說，是個極大的困難，所以母親便予以拒絕了。

若是不熟的朋友，母親還可以拒絕，但許多偏方常來自至親，像爸爸四處求神拜佛來的符水、香灰，雖是好意，但母親還是沒有乖乖吃下去。

有天我問爸爸有沒有那種外用的，他神色自若地從口袋裡面掏出另外一張說：「來，這張符化掉拿來洗澡。」令人哭笑不得。

許多至親還會推薦某些科學抗癌補劑或中藥，母親有淺淺的嘗試過一些，但是這些在正規與非正規之間的補充品，價格都不算便宜，而且感覺母親服用後，實際的效用並不明顯，所以都是試了幾次之後，就沒有繼續用下去了。

唯一嘗試的輔助療法——溫灸

經過多次的治療，母親開始出現身體疲勞的現象，雖然醫師說這是正常的現象，但母親仍想辦法處理這個問題，於是我們把目光放到輔助療法上。當時她的想法是內服的如草藥、來路不名的成藥、隔空抓來的藥丸都不要服用，塗抹的外用型，只要不要過敏，一點點無妨，後來母親在中醫師朋友的介紹下，接受「溫灸」。

溫灸就是拿艾草條燒熱後，沿著身體的穴位溫熱，看起來無害，沒有侵入性，也沒有服用問題，所以母親決定嘗試。溫灸的效果就是使身體放鬆，減少疲憊感。據母親的說法像是泡溫泉一樣，母親接受治療後，疲勞的現象有改善，因此，我們保留這種輔助療法。

是不是除了西醫以外的療法都不該接觸？其實輔助療法也不是如此嚇人，在安全且不影響正規治療的前提下，還是可以嘗試，要有一個認知，或許輔助療法可以改善癌症所帶來的不適，但要靠它們治癒癌症的機會仍比較低，所以**輔助療法只能做為輔助，無法取代正規醫療**，若有任何問題，應與自己的醫師討論確認。

勇敢撐下去！北上徵詢第二意見

母親也不幸成為治療不彰的那群，我可以理解這個結果。在執業的過程中，難免會遇見治療效果不好的個案，例如：一樣是中風，有些人恢復奇佳，有些人卻必須終身殘疾，因人而異。癌症也是如此，因此我只能帶著一絲尷尬地跟母親說：「勇敢撐下去，不要太早放棄了，我們都會陪著妳。」

雖說母親仍持續給同一位醫師治療，也明白治療中若貿然去看其他醫師有些不妥，所以我們打算等台南所有治療結束後再去。原本有些猶豫，但就像在百貨公司專櫃瞥見想買的東西一樣，心裡難免會有所罣礙。時不時有種現在不出手，會惹來永遠無法填補的缺憾。後來決定去找別的醫生諮詢，尋找是否有其他的可能性。

由於母親十多年前曾經到台大就診動手術，我提議母親可以藉此詢問一下她的心臟科醫師，果然他非常幫忙地介紹了台大的腫瘤科名醫，因為外表圓潤，我們都叫他圓滾滾醫師，雖是名醫卻不見其傲氣，反而很仔細問診。加上我們準備了到目前為止的治療資訊，如：用藥、動過的手術、治療次數等，醫師看完後，要我們暫時放心繼續接受目前的療程，等療程結束後，他會安排別的治療。那一刻，我們有了許久不見的放鬆，雖然一樣的渺茫，不過至少還沒有到盡頭吧。

第二意見以諮詢為主

我想現在的醫療生態跟過去不太一樣，患者有更多掌握自己治療的權力，諮詢第二意見，甚至第三意見是很常見的情況。每個醫師都是非常專業的醫療人員，只是他們的看法與治療建議，有時還是會因為個人的治療理念與經驗而有所不同。就像晚期癌症治療，有些醫師會希望患者積極治療，有些則是建議緩和醫療。還有像是癌症手術切除的觀念差異，有些醫師認為癌症就是該全部切除，該拿掉的器官就拿掉，但有些醫師則會思考是否可以先化療，待腫瘤縮小一點再切除。這些沒有絕對的答案，只有符不符合癌友的期待而已。

常會聽見癌友在確診之後，還看了兩、三個醫師，目的不是怕被誤診，而是看看有沒有其他治療的建議，但有個重點是第二意見既然是意見，就當作參考，後續的治療最好固定找同一位醫師，千萬不要同時給兩位癌症醫師治療，除了藥物影響外，也可能因不同療法，造成醫師判斷的失誤，這是我們要特別留意的。倘若真的想更換醫師或嘗試不同的療程，也應等到治療告一段落，例如單一周期的化療結束，然後據實的向新就診醫師報告先前的療程，再開始新的治療會比較理想。

南北醫療大不同？台北醫師比較行？

說到去台大治療，母親在發現癌症之前，每隔三個月都會前往台大心臟科門診一次。當時身體還算硬朗，搭高鐵一日雙城（台北—台南）往返根本不是問題。為何會到台大，起因於十年多前，母親曾在台大動過法洛氏四重症的手術。我曾天真地問她為何不在台南處理就好，母親看了我一眼，彷彿我說了天大的笑話一樣。

我想這是老一輩的觀念吧，的確在二、三十年以前，南北的醫療資源或許真的有差距，但母親仍堅信到台北可以獲得更妥善的醫療資源，所以我們能理解母親在台南的治療告一段落之後，直接選擇來台北尋求其他醫療方式的主要原因。

至於南北醫療是否真有差異？我想應該說城市與偏鄉有資源上的差異，有些設備儀器相當昂貴，只有大型醫療單位才能負擔這樣的成本，相對的資源就會比較豐富一點，而北部的大型醫療院所比較多。再者，當一個單位的求診病人量多，會使醫療技術提升，進一步發展成專長，更是一個重要的原因。因此，現在不再強調南北醫療有差異，應該說每個醫院都有自己專長的治療項目，有的專精於腦癌，有些醫院擅長婦科癌症，有些是具備某種特殊的治療手法，這與各單位所擁有的器材、資源、人才有關，所以我們應留意的是，哪家醫院的治療特長是癌友所需要的。

外縣市求診，人力、交通與費用要盤算

俗話說：「兵馬未動，糧草先行。」糧草代表後勤補給，把抗癌當作一場戰爭，認真盤算有多少資源，包含金錢、照顧人力、人脈等，才能有良善的規劃。

照顧人力須考量

不論是當時在台大治療期間或是我在臨床工作的過程中，常會看到癌友沒有準備，帶著家人就來報到了，十分勇敢。大家的想法都很直接，人先來治療就好，其他的事情再說，也對，在那個時刻應該不會有什麼完美的計畫吧。不過我想提醒的是，**有時長時間的治療，需要有能輪班替換照顧的人力**，若沒有替手的人，現在醫院裡面幾乎都有專業的看護，必要時可以花點費用，聘用他們來協助。

在我母親治療的當下，她還蠻排斥看護的，一方面是覺得費用太高，台籍看護的一日照顧費，大約在兩千多元至三千元左右，長期下來是筆不小的開銷。再者，肇因於十多年前的手術，那次請看護的經驗使母親不甚愉快，讓母親一直有所排斥。但隨著我在工作場域裡面，看到形形色色的看護之後，我發覺其實有蠻多看護具備專業照顧能力且願意去同理病患，讓人對他們的服務比較放心。

雖然品質仍不算穩定，但仔細詢問肯定是可以找到適合的，由於醫院內的看護是以日薪計算，所以就算只有兩到三天的短期需求也是可以，況且現在醫院內的看護都有管理公司，如果有什麼不合適的地方隨時可以向他們反應。

健保規定，定期轉院

現在的住院治療大多有健保協助給付，為避免同一個患者長期佔用同一種醫療資源，健保設計出一種模式，就是讓各個診斷、治療都有固定的給付額度跟時間。醫院為了控管成本與病患的流動，同一患者很難連續住在同一家醫院太久，除非有危及生命的因素尚未排除，通常一段時間之後，醫師就會請病患轉院。轉院後，過陣子一樣可以轉回原醫院治療，只是要有來回轉院（Hospital shopping）的心理準備。

不過這取決於您的主治醫師，當主治醫師在您住院一、兩個月後，請您轉院時，請勿對他有所微詞，他必須配合健保的相關規定。倘若只能讓你多住一會，也不要再為難他了，因為若醫師覺得你的身體狀況還需一點時間調整，就必須寫一些報告，並承擔被核刪健保點數風險。母親比較特別，她不喜歡住在醫院裡面，所以要求要早點離開醫院，圓滾滾醫師不斷的挽留，仍澆不熄她的決心，只能讓她出院了。

交通接送也是學問

交通是一個很大的問題，有些癌友不像一般人可以自己開車或騎車，坐捷運、公車也不是很方便，所以這就是我為何一再強調資源的重要性。

在台南我們自己有汽車、機車可以使用，所以接送母親就診、治療都很便捷，到了醫院換上輪椅，移動上不造成什麼困擾。但來到台北就得靠別人了，我們有親戚可以幫忙，解決一點交通上的難題。

如果癌友移動很不方便，例如必須乘坐輪椅，您可以選擇幾個方案，政府的資源中有一個是「復康巴士」，但由於價格便宜又可以直接讓整台輪椅上車，十分方便，可是也因為如此，所以總是供不應求，預約車輛須具有身心障礙證明，還要根據障礙等級決定預約順序（越輕度的患者越不易約到），在這樣的限制下其實只能碰碰運氣，不過如果運作順利會是一個很棒的交通方式。

假設癌友沒有符合復康巴士的申請資格，目前坊間有許多無障礙的計程車，由於跟復康巴士一樣有無障礙的服務，所以價錢會略貴一點，但如果真的需要，花點錢可以減少很多麻煩。

南北就診的另一個困擾，就是南來北往的遠程交通，我們嘗試過客運、私家轎車、火車、高鐵，坐來坐去還是高鐵最為舒適，雖然價錢真的比較高。高鐵的好處我想大家都應該知道，速度很快、平穩、氣味也比較好（有些交通工具車廂的味道會讓人不太舒服，有些癌友對氣味比較敏感），可以減少許多不適。

高鐵的無障礙空間也很不錯，除了第七節車廂可以提供輪椅使用者搭乘之外，月台與車廂沒有高低落差也是很體貼的設計，這些措施對行動不便與輪椅使用者都非常友善。

申請病歷摘要的重要性

「病歷摘要」，簡稱病摘。記錄了癌友入院所做的治療、檢查、處方。若有尋求第二意見或者轉院的打算時，記得在原醫院申請幾份當次治療的病歷摘要，通常在出院前申請即可，一併附上給新就診的醫師。

多數人畢竟不是真正癌症治療的專家，就連我要闡述母親的病史時，有時都會有所遺漏，為了讓醫師更能了解過去的治療過程，還是用這種正式的醫療文件比較適當。

癌友的檢查報告裡面，常有影像學檢查，但病摘當中往往沒有包含這些資料，記得再額外申請像電腦斷層、X光、MRI的圖片。現在已是電子化的年代，無須每張圖片都洗出來，而是以光碟片的方式方便民眾攜帶。再者，醫師可以掌握近期的檢查項目與結果，避免重複檢查。

請大家注意，病摘不等於診斷證明書，病摘算比較精簡的病歷紀錄，並不能作為診斷證明使用，像是申請保險時就必須提供正式的診斷證明書，若有需求，要請主治醫師另外開立。

另外，病歷是指在同家醫院較長時間、範圍較廣的病情記載，有些人的病歷裡或許還有小時候感冒的看診紀錄，但資料年代久遠，參考價值或許沒有很高，除非醫師有特別要求，否則一般只要申請病歷摘要即可，不用申請整本病歷。

陪伴者兼經紀人，有助病人安心求醫

人上了年紀之後，會有一些慢性病，母親本身有糖尿病、高血壓，所以一直以來都有定期求診的習慣，只是平常都找固定的醫師，各科的醫師也就分散在不同的醫院，例如A醫院看心臟、B醫院看血壓和血糖、C醫院看癌症，看診的日期也不同所以非常混亂。

這也是東求診西求醫的盲點，所以我像是醫療經紀人，幫她統整所有看診的日期、地點。才發現以前我們根本不了解母親，相信很多人會有相同的感覺，在家人生病後，才知道原來他們的身體有這些問題，有這麼多醫生要看，有這麼多藥得吃。

這個問題我困擾了好一陣子，在母親剛開始化療的時候，我們簡直暈頭轉向，幾乎每天都在醫院徘迴，偶爾還要北上看心臟科，後來母親的腫瘤科醫師建議我們集中在同一家醫院看診會比較恰當。母親有些猶豫，一下子要變動好幾年的就診習慣其實不是這麼容易，但後來她真的受不了這樣疲於奔命，決定把家醫科移到癌症治療的醫院來，心臟則是跟心臟科醫師討論之後，改成半年追蹤一次，固定看診並領取高血壓、血糖的藥物，省去了東奔西跑的疲累，有些檢查也不必重複，像是抽血就不用一直挨針。

不過，這個不是必要的步驟，但或許可以少掉很多麻煩，也不必如此勞心勞力。母親喜歡方便，所以我們就盡量把看診日期移到同一天，如此一來，我們就可以充分運用時間而不會浪費體力。建議癌友可以找出最適合自己的就診方式。

手機APP能讓你掌握龐大醫療資訊

癌症治療開始之後，家屬通常要吸收一些資訊，不論來自於癌友或者其他醫師、患者所提供的情報，面對這麼多的資料，該怎麼處理？

我自認記性還不錯，一開始都用頭腦記下，但是事情一多又碰上工作上的事務全部擠在一起時，很多事情就疏漏了。好幾次我們都沒去看門診或者陷入母親記得但我卻忘記的窘境。

為了改善這個狀況，我下載了像是「全能掛號王」APP，方便我整理就診的資訊，化療的進度、抽血的日期都一目了然，而且還有提醒的功能。各醫院的便民APP也是個好幫手，除了幫忙您記得看診的科別與醫師外，很多系統更提供即時看診順序，我們都會看掛號號碼快接近時，才從家裡出發，非常方便。但提醒各位有些系統並非即時更新，而是每半小時或十五分鐘更新一次，所以要留意系統上的說明。這些措施讓我們能夠在東求診西求醫的複雜過程中，不會手忙腳亂。

除了手機軟體之外，準備記事本可以記錄一些瑣碎的資訊，我個人會記下一些從醫師那邊聽來的關鍵字、療法，回家之後可以多做查詢，或者簡短的記下母親的治療過程，也會記一些醫療數據、心跳、血壓，但是畢竟不是正規的紀錄，所以沒有記到不用太緊張。這些只是幫助我們了解母親一路的疾病進程，也是後來發展成這本書的原稿啦！

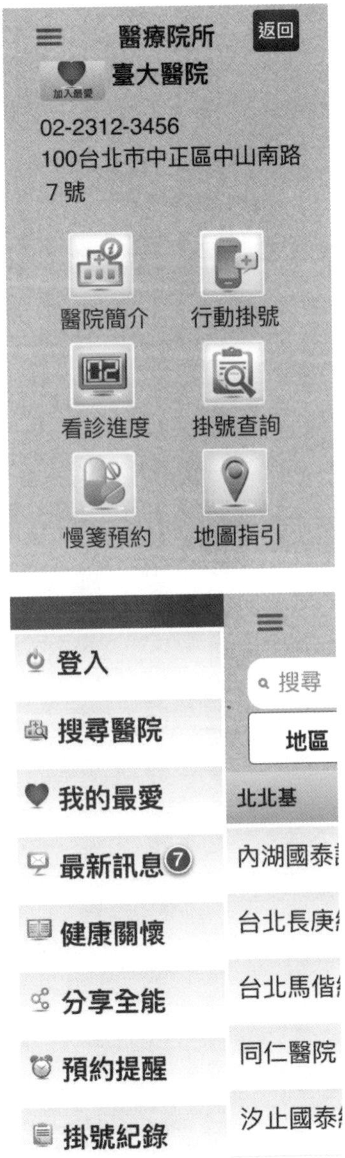

◎善用各醫院的APP軟體，掌握龐大的醫療資訊，免去麻煩。

我們的觀念都會覺得去看診應該是患者聽醫師怎麼說，我們就怎麼做，但是醫療其實應該是雙向的，當醫師從醫療的角度予以治療與建議時，病患可以用病患的角度表達感受與主觀看法，以供醫師作為判斷的參考。

記事本也可以發揮這功能，醫療資訊我們可以記下之外，包含我們想請教醫師的問題也可以一起整理好，下次遇到醫師再一次發問。因為我們常常遇到一種情況，看診時聽醫師解釋很多，聽完之後急著發問，醫師也耐心回答完之後，剛走出診間，又突然想到問題，轉身時下一位患者已經走進去了。自從用了筆記本後這種情況改善很多，如果您是害怕醫師會因問題太多而不耐煩的癌友，也不妨試試看。

我們可以體諒醫師們一整天可能要回答幾百個問題，醫師是科學養成的專業人士，常會擔心聽到過度零碎、不結構化的問題，或者重複性的疑問，有些問題癌友已經問過了，但又繞了一圈重問一次，這時醫師的情緒可能就會有點浮躁了。

而尋求第二意見時，問題肯定不少。但當你事先列下後，我們可以在問答的時候先說「醫師，今天有三個問題請教您」，如此一來，醫師反而很清楚，回答時能夠針對您的需求解答。東一題、西一句反而容易混亂，尤其是在病人很多的時候，更沒辦法有效的回答。

另外，問題一定要更明確，方便醫師判斷您的需求是否有其他的解決方案。癌症是很複雜的疾病，若我們什麼資訊都沒有提供給醫師，那反而會造成很大的困境，所以透過自己整理的問題，搭配帶去的病歷摘要，相信能使第二意見的諮詢過程較為順暢。當時我們北上求診時，很明確地向新就診的醫師說明，我們曾經做過哪些治療，但是效果不彰，想要尋求不同的治療方式，過程就相對順利許多。

問完之後見好就收，把這次的問題解決之後，如果不是很迫切，其他的可以先記下來，回去自己先搜尋之後，留待下一次再問，也是個醫病互動的小技巧。

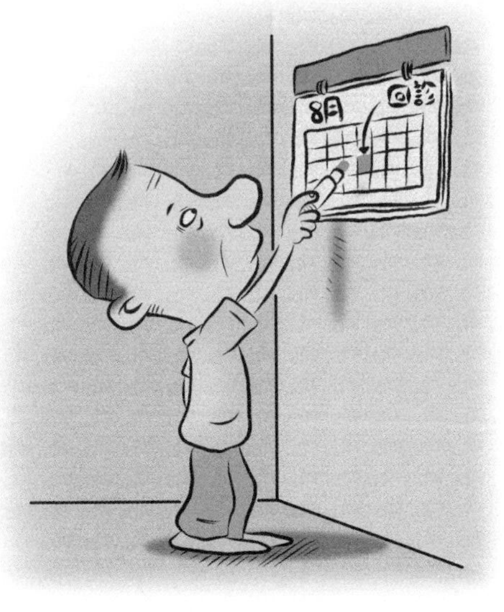

◎盡量把看診的日期移到同一天

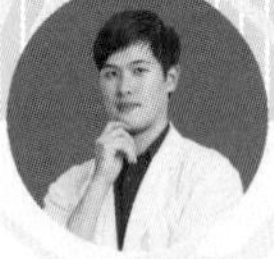

癌症家屬&職能治療師心得分享

1. **第二意見**是醫療上很常見的過程，諮詢前可以先準備好一些資料以供參考，也避免重複的檢查。

2. **第二意見以諮詢為主**，當作**參考意見**。為了避免不必要的糾紛與不信任，最好還是先遵循原主治醫師的作法，若真的有意接受其他醫師的治療，待整體療程結束再換，比較恰當。

3. **民俗療法無法取代正規的治療**，但是若不妨礙癌友的健康與醫療，在安全且不影響正規治療的前提下，不一定要特別排斥。

4. 若有意要前往其他縣市就診，請先**評估自己的照顧人力、經濟、交通狀況**，醫院周遭的機能也可以先查詢。

5. 往來各醫院請備妥癌友的**病歷摘要**，可節省許多時間。

6. **善用科技與筆記本**，做好醫療就診的完整規劃。

CHALLENGE

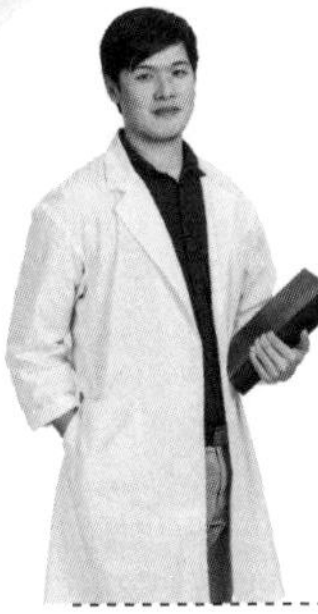

PART 4

居家生活
大　挑　戰

CHALLENGE 4-1

為提升癌友生活品質的居家規劃

身為一個職能治療師，不就是為了幫助病人克服疾病所帶來的劇變，協助他們能夠帶著疾病從事日常生活嗎？因此，我決定發揮專業，提升母親的病後生活品質。

癌友返家後的身心靈照顧與癌因性疲累

對癌友與其家人來說，在醫院時可能還比在家中輕鬆。醫院有醫師、護理師等專業人員協助照顧，許多病況都能獲得即時的處理。然而返家後卻非如此，除了日常生活的維持外，還需留意病人在生活中所面臨的困難，其實是十分費神與勞累的。

不過，「回家生活是所有病友重要的指標」，表示疾病可以不用被二十四小時密集的監控。俗話說：「金窩銀窩都比不上自己的小窩嘛！」醫院的環境難免苦悶，能夠回到自己熟悉的住所，使病人的身心靈放鬆是無庸置疑的。

回到家裡，一切都要重新安頓，需一段**適應的時間**。雖說是重新開始，不如說是帶著病體，重新面對舊有的生活。每個人都有自己的角色，而角色會被社會的文化價值賦予一種期待，這種期待又會被冠上所必須擔負的責任。疾病的出現往往會打破這種佈局。當體力、心靈、身體都受限，生活將會面臨劇烈改變。

母親看似開明，內心仍保有十分傳統的台灣女性思維，認為一定要完成一些家事。縱然我們全家都不希望她過度勞累，所以我們會把家事完成，但是她並不滿意。可能是不服輸吧，**要一個母親離開廚房就好像要一位外科醫師放下手術刀一樣**。

仔細思量才明白，**疾病改變了人參與角色責任的能力，但改變不了一顆想參與的心**。身為一個職能治療師，不就是為了幫助病人克服疾病所帶來的劇變，協助他們能夠帶著疾病從事日常生活嗎？因此，我決定發揮專業，提升母親的病後生活品質。

知名製作人王偉忠先生曾說：「有一回腿受傷，才發現人老了能自己上廁所，是多人令人稱羨。」

為何罹癌的病友容易在居家生活上產生困難，我想並非都是癌症所直接引發的，反倒是醫療處置之後，才會造成的影響。例如化療、放療、手術、腸造口、癌因性疲累等，皆可能干擾癌友的居家生活。其中我個人認為影響我母親最深的大概屬癌因性疲累最多。**癌因性疲累指的是癌症病人因為癌症本身或是癌症相關治療，對身體所產生的一種持續性、主觀性的疲累感覺**。由於癌因性疲累是多面向的。因此，處理這方面的問題時須通盤考量病友情況，適當介入與改善。

根據國內針對部分癌症病友的研究調查，有近七成的病友有疲累的症狀，其中又有五成無法透過一般的休息而改善。癌因性疲累，確實會影響病友的日常生活，包含動作、進食，甚至有些癌友會中斷治療。

一般而言，癌因性疲累的治療，分成藥物、營養、運動。藥物須由醫師來開立處方。營養的部分可以透過向營養師諮詢的方式，來檢視病友應該補充的營養成分。運動治療，可由物理治療師來安排運動內容，強化身體機能。

職能治療師也可以處理癌因性疲累。我們**透過生活規劃、輔具、職務再設計、能力節省原則等不同的手法，協助癌友更輕鬆的從事他原先的日常生活。**

重新調整生活規劃節奏請跟我這樣做

透過生活規劃以及簡單的能量節省技巧，我覺得對於改善癌因性的疲累感以及回歸日常生活，有不錯的效果。

母親在開始化療後，很明顯的出現所謂癌因性疲累的症狀。雖說在罵人與碎念時，可能感覺不甚強烈，但認真觀察，她的體力狀況肯定是令人擔憂的。我發覺她容易氣喘吁吁，總是打不起精神。縱然已經結束該次化療數天，都沒有特別的消除，而且開始減少外出、不散步，也開始封閉社交。

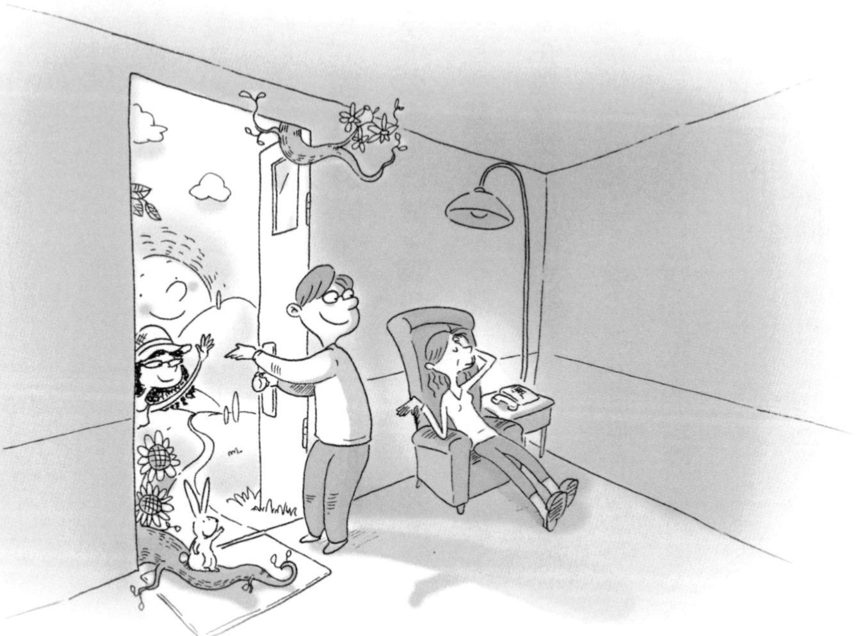

◎重新調整生活節奏，改善癌因性疲累。

我認真地思考要怎麼處理才好，發現其實很多時候，癌友並不是真的想要把自己關在家裡，也不是如此不願意自己做一點事情，而是他們的體力與做事的方法，不足以應付癌症與治療所帶來的影響。

我們需要調整生活的節奏，更需要仔細的重新規劃，才能因應生活改變所帶來的衝擊。以下提供幾個生活規劃的步驟與觀念，有助重新調整癌友的生活節奏。

●觀察一天體力狀況安排作息

通常病患的體力分布會呈現波動的現象，每個人的情況不太一定，我們必須仔細的觀察並詳加記錄（附圖），觀察的重點可以放在什麼時間點以及做了什麼事情的前後，會讓患者體力不佳。

以我母親為例，上午的體力是最好的，在她散步結束後，體力會開始慢慢的往下掉，有時她得休息整整一個下午，才能回復部分的體力。晚上的時間就普通，可以做一些簡單的事情，如看電視、看書等。

每個癌友的體力分布狀況不會一樣，這與癌友病前的生活習慣、體能以及病後的生活方式、對藥物的耐受度有關，所以照顧者可以花點時間觀察並且記錄。

【附圖】癌友體力分布圖（以母親當時的規劃為例）

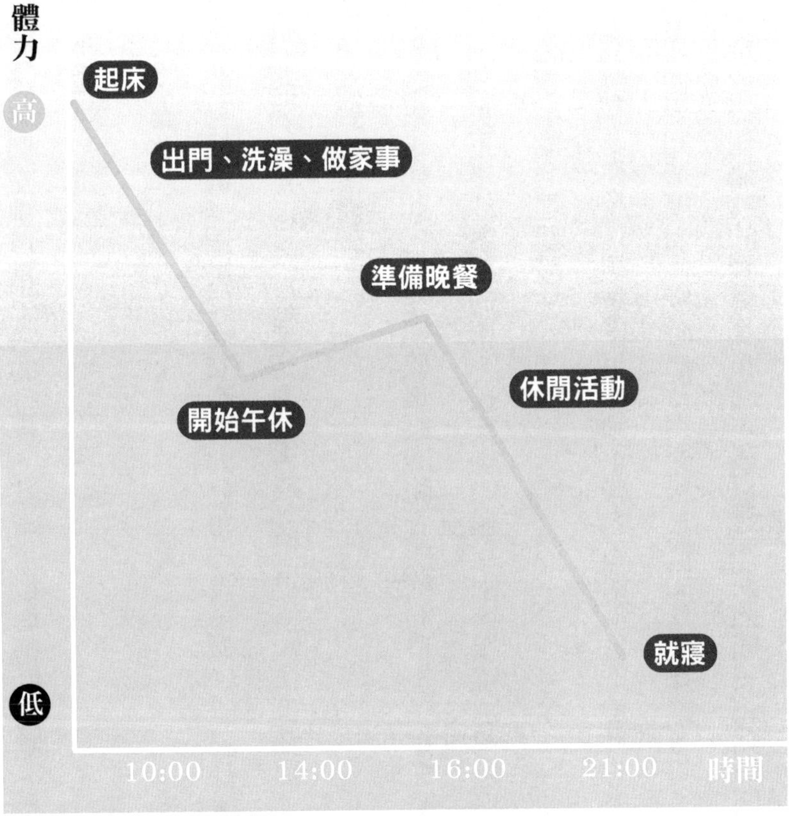

時間也可拉長成一個月檢視，例如化療後或者門診後的幾天，是否出現過度疲倦的徵狀，這些資訊便於我們安排日常生活的行程，甚至可以與醫師討論，是否能夠在治療期程上做一些調整。

協助規劃一周生活日程表

如上個段落所述，能夠找出一個屬於癌友的體力分布之後，最好能記錄並且規劃一個日程表，使我們能夠參考這張日程表來過生活。但是這往往會碰到一個難題，癌友已經夠可憐了還要按表操課？

對一個家庭主婦來說更是如此，想要她放棄原本隨心所欲的日子，接受照著制式表格過生活的模式，其實不是件容易的事。在安排的過程中，要特別留意癌友的感受，適切的方法就是事前的心理建設。

我會認真地跟母親解釋為何要這樣做，也請她不要太過緊張，不是真的畫一張表貼在牆壁上，而是我們要知道癌友什麼時候特別勞累，把比較需要體力的工作安排在體力好的時段。由於每個癌友的習慣都不同，所以這需要照顧者花點時間做記錄並且妥善安排。

母親喜歡散步，所以就安排在白天體力最好的時候。回想過去她仍健康的日子，她可以下午出門、晚上出門，生活沒有什麼拘束，但生病後，因為有體力上的考量，所以要做些許的調整。

散完步回家，我建議她可以先洗澡，一方面是因為保持衛生，減少感染的機會，二方面是因為下午她可能就不出門了，避免晚上體力不好影響作息，所以趁精神還不錯時，可以進行盥洗。所以依照癌友的體能狀態、習慣，使生活變得有組織性與規劃是一件重要的工作。（表一）

【表一】生活日常規劃表（以母親當時的規劃為例）

時間	體力	星期一	星期二	星期三	星期六、日
上午	佳	看診 去寺廟 購物 洗澡	散步 拜訪外公外婆 洗澡 洗衣服	找朋友 洗澡 去寺廟 散步 洗衣服	化療
中午	不佳	休息	休息	休息	化療
下午	普通	溫灸 準備晚餐	溫灸 準備晚餐	溫灸	化療
晚上	不佳	看書 看電影	看電視	找阿姨聊天	化療

教導避免傷害且省力的動作

這原則是職能治療師常用的手法，我們會教導癌友很多日常生活中節省力氣的方法，以及避免傷害的姿勢。例如：當我們要減少因過度彎腰而產生的腰部疲勞時（圖1），建議在抬舉地面物品時，使用蹲低、雙手抓物靠近身體（圖2），避免腰酸背痛。

1

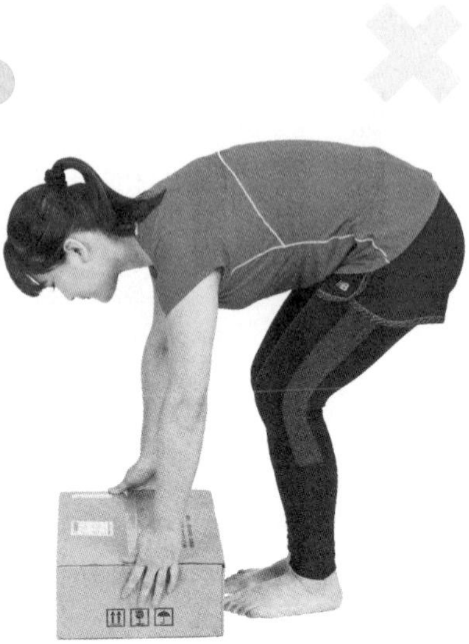

彎腰撿物，下背壓力易過大。

2

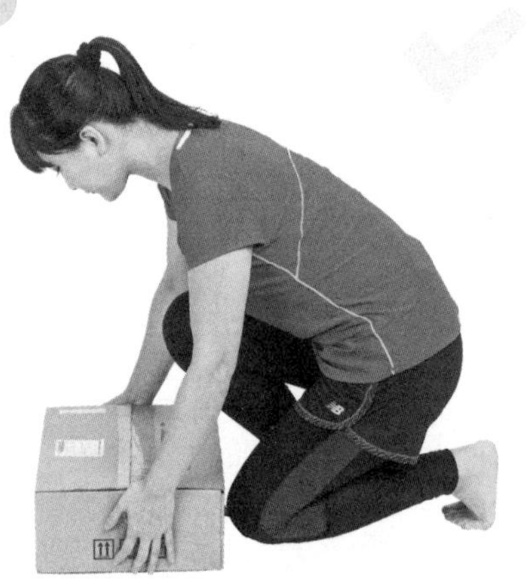

蹲下撿物，減少負擔。

有時，癌友會因為治療的副作用，容易眩暈，除了服用醫師處方的藥物外，在生活中也可以留意。例如：有些癌友穿鞋襪的時候，習慣低頭下去穿（圖③），這時建議在穿鞋的地方放把椅子，讓癌友能夠坐著穿（圖④），甚至不要彎下腰去，而是把腳翹起來穿鞋襪，避免頭部過度位移與下背痠痛，相信會節省許多體力。

③
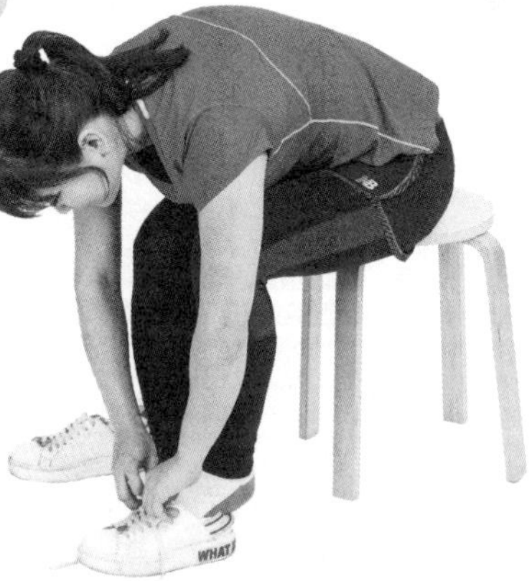

綁鞋帶時，易過度彎腰。

④
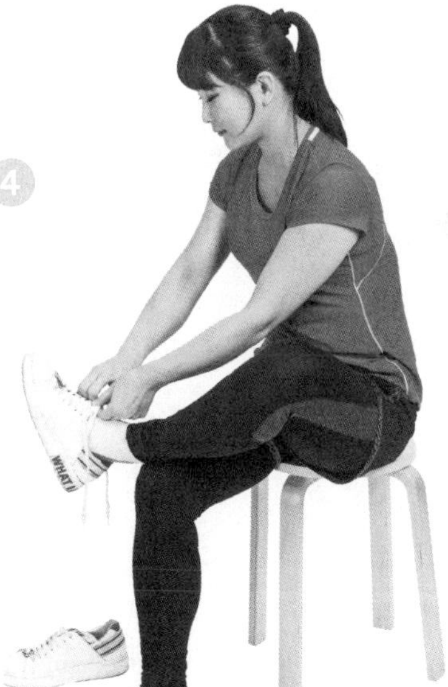

把腳抬高穿鞋襪，避免頭部過度位移與下背痠痛。

分散事務也是好方法，尤其在剛罹癌的時候，因為病情影響不大，治療副作用不明顯，所以癌友往往都會持續原本的生活方式，有時會造成體力無法負荷，因此建議癌友可以學習**把事情分散來做，甚至許多勞累的事，請家人代勞都是很好的做法，生活保持舒服快樂，不要讓自己太緊繃**。

學習降低標準，切勿勉強給壓力

這門功課是我認為最困難但也最重要，在母親抗癌這段期間，我遇到許多瓶頸。有時習慣把醫院學習到的經驗直接複製到母親身上，卻時常引來更多的問題，明明給予很恰當的調整或訓練，母親仍不滿意，覺得執行的品質不佳。例如：母親仍執意要完成洗衣的家事，但過於辛勞導致她無法持續的參與這項日常生活活動。

後來在一些復健醫學的期刊上面也提到，**當患者達不到預設目標時，重新檢視並降低要求，會是一個務實的做法**。更細膩來說我們要陪伴他們接受自己在身心靈上的改變，重新了解自己，這過程會有點辛苦，心情也一定會很煩躁。身為家屬，應該要同理癌友的焦慮，在原本的生活中給予適時、適當的禮讓，不要過於嚴苛，才能使居家的生活更為融洽。

有助癌友提升生活品質的三堂課

不論生活品質好壞，癌友始終要回到日常生活。只要身體狀況尚可，多數的癌友會被要求回到家裡，甚至有些人會回到工作職場，過一般正常的生活。回家之後當然舒服一點，相對的也有不便之處，像是來回奔波看診、消耗照顧人力，除了癌友外，家人們也必須學習適應這些轉變。簡單說，家中的現狀必須微調，這樣的調整，多少使生活上有一點改變與衝擊，我把它們整理成癌友回到家中生活之後，家人應該注意的三堂課。只要注意這幾點，家居生活可以很自在。

第一課 打造無菌居家環境以防感染風險

在醫院我們至少會做到基本的戴口罩、戴手套、消毒。在家中呢？照理說也該如此，所以我們在家裡常有人進出的地方，例如門口、客廳、廁所、母親房間、廚房放了幾罐消毒酒精，以供隨時清潔雙手。

門口的櫃子上也放著一盒口罩，讓進出的人可以戴上（雖然沒多少人）。口罩盒子上還寫著「發揮愛心，請戴口罩」，用點小幽默感，讓人不要感覺壓迫。每天母親就寢後，我們會把門把、馬桶蓋、桌子消毒一次，其實不浪費時間，大約十分鐘就可以完成，不必大費周章，但一定要謹慎才行，有時感染是個很致命的因子。

為了以防萬一，母親每天都戴著口罩，口罩就是一般外科用的就可以了，但是口罩戴久了除了悶熱之外，母親常抱怨耳後疼痛，每天被口罩的掛鉤摩擦到破皮，後來我們買了後綁式的給母親使用。還有一個小技巧，母親會拿凡士林塗在口罩掛勾上，增加一點潤滑，效果很不錯。

感染控制的另一個重點是進出家裡的人不宜太多，若是親友來拜訪，顧及情誼，有時很難婉拒。老話一句，戴口罩、消毒手。

難免會遇到一些意外「熱情」的親友想要登門探視，適時地告知他們癌友的狀況與治療禁忌，如果真的不適合，像是感冒或剛化療結束，都該避免過多的接觸。這就令我想起了電視劇《媽，親一下》，主角媽媽罹患癌症住院後，有來自澎湖的親戚要入內探望而被阻止，最後不歡而散的場景。還好我的親戚們都算理性，知道母親治療時有這些疑慮，都會非常尊重我們，偶有不熟的親友，那就派老媽出場了，讓她自己跟別人解釋，我想比起我們東擋西擋，還來得直接跟有效。現在電話、視訊很發達，也不一定要見面才是傳達關心。

第二課　把約定回診治療時間優先列入日程表

生活作息一定有些改變，先說每個月的行程！固定的化療時間會先塞滿四個假日，再來是門診日期，除了大腸直腸門診外，還包含家醫科、心臟科領取慢性病藥物，最後是母親的宗教信仰活動，這些都是例行公事，有時還必須填上臨時的行程。

填完她的部份之後，就像複寫紙一樣順便打印一份自己的，這樣也好，方便自己安排一些工作而不會影響到正常的治療。有些生活習慣，家人們也必須跟著改變。但是生活作息還是以個人最習慣的為主，只要不影響您的身體健康與治療計畫，沒有必要刻意的改變。

第三課　調整作息，早睡晚起，半夜要多留意

癌友的睡眠品質非常重要，除影響到生活品質外，更容易影響他們的治療，然而，睡眠需要靠家人們一起維護，這時大家夜生活的習慣就要稍微調整一下了。

化療後母親的體力大不如前，過往的她是屬於晚睡的，現在卻容易在晚上的某個時刻突然「斷電」，為了母親的早早就寢，家人們也放棄了內心當中的搖滾魂，在晚上不彈吉他、不放音樂、不高談闊論，早早進房休息。

「晚起」是我們要求的，因為母親都早起居多，擔心她睡眠不足，所以特別跟她商量可以不要這麼早起，尤其是冬天，更怕太早起床會造成危險，所以希望她能晚起一點點，雖說她的睡晚一點就是早上七點，比起我們眼睛一閉，就可以到中午來說也算是早起了。

母親的睡眠品質還算可以，至少在癌症惡化之前，她都能保持不錯的睡眠時間。只是偶爾半夜會出現一些喘、咳嗽的症狀，此時**家人們要保持警覺，適時起床關心癌友的情況**。

有時他們會因為害怕打擾到家人的休息，默默忍受一些不適，若我們有注意到這一點，起來幫他們倒杯水、拍拍背都能表達我們的關心。另外，請求醫師給予一些緩和咳嗽、喘等症狀或者舒眠的藥物，也能夠提升睡眠的品質。

還有一個小技巧，我們原本習慣睡覺時手機不放在身邊，雖然只隔著幾道牆，但因為是透天厝，樓上樓下有點距離，為了母親半夜時能夠不費力地聯繫我們，我們就把手機帶到身邊，也告訴母親若有什麼要幫忙的，就打電話給我們。母親很體貼，偶爾才會叫我們幫忙，並沒有造成太大的負擔。

回家不難，學習讓居家生活更舒適

我常問我的病患，回家最期待的第一件事是什麼？總是聽到只要能躺在自己的床上睡一覺就心滿意足了，母親大概也是這種心境吧。她不喜歡醫院，每到住院的時候，總能感受到她的不安與焦躁，她的眼神中表露出隨時想逃跑的意圖。或許是擔心病情也好，煩惱生活也罷，母親從來不說出來，只能隱隱約約地感受到她難以平復的情緒波動。

不論對什麼疾病的患者來說，能夠回家生活都是一個很重大的指標，我想**回家生活並沒有這麼難，只是會有很多繁複的小細節，此時發揮智慧與妥協的藝術，會讓居家生活更舒適**，我永遠忘不了母親每次出院時那種雀躍的表情，哪怕已經半夜三更，她都很期待，對她而言，家才是真正治癒她的地方吧。

〔立即掃描〕

跟著台北榮總職能治療師王柏堯

癌症復健，提升生活好品質

SHARE IT

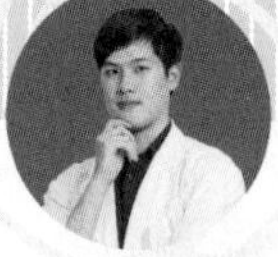

癌症家屬 & 職能治療師心得分享

1. **回家生活是所有病友重要的指標**，回家後需要一段**適應的時間**，這很正常，不要過度著急了。

2. 作息改變要靠大家共同的努力，**每個家人**都要犧牲一點點的權益。

3. 面對**癌因性疲累**時，想有效回歸日常生活，首先先找出體力分布，在體力好的時候做易累的事情。

4. 妥善的規劃每一件事，避免**體力過度浪費**。留意癌友的身體姿勢，**不要過度彎腰**。

5. 當患者達不到預設目標時，學習**降低生活的標準**，或許會有不同感受。

6. 家中的**感染控制**要每天維護，消毒清潔不可馬虎。此外，控制家中來訪的人數也是很重要的方式。

7. 照顧者要學習生活中多了家人抗癌這件事，**安排自己的行程時，要同時考量家人的治療時間**。

CHALLENGE 4-2

衝突難免，所以需要喘息空間

長時間照顧癌友，難免會有衝突，所以照顧者要找到喘息的空間與時間，哪怕只是短短兩小時，出外透透氣，都可帶來很好的放鬆效果。

當家人生病又遭逢經濟壓力

華人始終相信養兒防老，奉養長輩似乎成了理所當然。我也深受這種思維影響。然而久病床前無孝子又是哪來的？在我的臨床經驗裡，發現多數的照顧者會在家人生病一段時間之後，失去原本的耐性，漸漸的會產生一些衝突。

我會這麼說，表示我也不例外。雖然我老媽也才生病一年多，理論上是沒什麼好抱怨的。但人嘛！很難不對眼前的困境有所微詞。說穿了，這種衝突不在時間長短，而是一種複雜的相處氣氛。

比起中風的病人，少了照顧癌友家人生活起居的麻煩，但隨之改變的習慣也頗為惱人。例行的住院化療、看診，生活難免受到影響，工作、社交皆然。平日也不得閒，為了照料虛弱的老媽，還要處理排山倒海而來的負面情緒，說不上綵衣娛親，但說說笑話，跌倒假摔，偶爾要表演幾次。

最令人困擾的就是經濟壓力，屋漏偏逢連夜雨，何止連夜雨應該是颱風了。家中經濟困難的時候，剛好用錢用得最兇，扣除保險後，一個月的醫藥費要十萬多元，此時靠著哥哥與我兩個22 K魯蛇畢業生，加上爸爸是一個經營不善的瓦斯店老闆，衝突悄然的在我們家庭之間醞釀。

臨床工作的期間，總是會碰上許多病人，我與他們的相處很自在，但我與母親，卻有一種難以言喻的緊張感，這種緊張感在每天一睜開眼就出現，日復一日，久了就等著崩潰爆發。

當病人是親人，再專業也會有衝突。

後來我懂了，因為我不是病人的依託啊！他們不靠我吃穿，不靠我生活，但母親要，我們之間有扯不完的情、錢、壓力、責任，當然會有衝突，這種現象也容易出現在每個有病人的家庭之中，只是或多或少，或近或遠的差距而已。

衝突在所難免，我覺得適時的溝通是一個不錯的方法。後來我們透過「家庭會議」解決我們在照顧上的分歧，說家庭會議，其實只是一個能夠讓家人聊聊的機會，家庭會議的地點，則常是母親病房外、我家前面的雜貨店、甚至海產攤，就是這麼隨興。

但實際上，也不要認為可以把每一件事都說開或有解，以台灣的社會風氣來說，無疑是困難的挑戰，不擅言語表達、不擅情感互動，都是種阻力，是吧！你應該很難想像平時根本不說話的爸爸，掏心掏肺的畫面。不過總是一個機會讓責任得以擴散開來，**共同面對並且解決，才是家庭功能的體現。**

找找資源，讓照顧者有短暫紓壓的時間

隨著時間的流逝，病人與家屬的疲累感會慢慢堆疊，千萬別忽略了「喘息」。這原本是針對長期照護所發展出的名稱，目的是為了讓家屬能夠得到適當的休閒，外出散心、安排旅行、參加團體紓壓等。

對長期照顧而言，政府也有相對應的服務機制，例如：可以透過各縣市的長期照顧中心申請居家喘息服務，由政府派出居家服務員到家中協助，使家屬能夠有機會在高壓的情境之下，獲得短暫的舒緩。現在坊間有許多看護公司有居家照顧服務員，或許可以請居家服務員到家中協助照顧，他們通常以時數接案，例如一天4時、2小時，收費以時薪制，但屬於自費的範圍，需要衡量一下財務狀況。

但自力救濟的方法也是有的，除了我跟哥哥可以輪替之外，有一些親朋好友是一件幸運的事情，我母親平時交遊廣泛，與親戚有所往來，我們當時先請求協助，例如：周末讓親戚來幫忙，自己暫時離開去辦一點事。安排母親好友到家中來訪也是個好主意，不要因為生病而斷絕社交互動的機會，當然也要留意癌友的身體狀況與感染的問題，若身體尚可負擔，維持如同過往的社交，可以帶來正向的助益。

給自己喘息兩小時，破解惱人的繭症候群

照顧者也不要因為照顧病人而進入困頓，我明白那是很難的一件事，但如果我們一直苦於封閉，會像作繭自縛的蠶，一點一點被自己吐出的哀絲圍困，最終陷入「繭症候群」＊註1的侵擾，對病人或者照顧者來說，都是負面的影響。所以適切的改變生活步調與模式，或多或少可以在苦悶煩躁的照顧過程當中，獲得可貴的慰藉。

我的經驗是去看場電影、跟朋友吃個飯、甚至去跑個十圈操場都很紓壓，短短的兩個小時，會有異想不到的效果。起初，我短暫外出時，心中會有一點不踏實，第一是擔心有什麼狀況，第二是對來幫忙的人有點不好意思，有時外出間比較長，我會打電話回家裡問問，幾次之後自然會習慣，沒有誰是取代不了的，何況只是短暫的幾個小時。**癌友也要學著給照顧者一點空間，讓他們能夠維繫自己的生活與情感。**

＊註1：繭症候群是源自於長期照顧系統的名詞，形容那群因長時間照顧病患失去原本的工作、生活休閒的照顧者，這群人甚至比病人還辛苦，他們可能被迫辭去工作待在家中，每天24小時照顧病患，因而可能出現社交退縮、生活缺乏重心、憂鬱的現象，後來發現不僅長照患者，連癌友的照顧者也可能出現。

這是一場長時間競賽，就像跑馬拉松，中間會有補給站。癌症治療期可長可短，有人半年，有人一年，有些要追蹤五年或者十年，**癌友要努力的活著，別忘了，照顧者也陪著癌友一起戰鬥**。當我們本身是照顧者的時候，別忽略自己的生活規劃，而當我們知道周遭親友有相同的情形時，不妨聯絡他們，關心一下或者約約他們，一個問候會讓他們感受到溫暖。雖然照顧癌友的時間，比起中風、失智症、帕金森氏症的家庭而言相對短暫，他們的照顧時間動輒五年、十年，規劃與生活的模式會有所差異。不過這也是癌友家庭的另一個挑戰，**面臨有限的生命過程中，如何分配正常生活與陪伴癌友的時間，需要智慧與實際生活中的磨合**。

有人問我家裡有癌症病人時該如何面對，我都會勸他們要**找到屬於自己的喘息方法**。有人喜歡安靜，有人喜歡外出，只要**記得在高壓的生活中，找到一點喘息的空間與時間就好**。偶爾也該換換情緒過正常的生活，我明白這很難，但我的經驗裡哪怕只是兩個小時，都能夠讓人短暫跳脫負面的泥淖。總之，找到自己的方式，不要把自己逼到極限，減少負面情緒，試看看吧！

縱使找看護照顧，親情的陪伴仍無可取代

多數的家屬就只是一般的家屬，他們沒有專業的知識、技術，但他們擁有的卻是比起任何醫護人員都強大的力量——陪伴。看似簡單卻非常不平凡，病人或許需要大量的醫療協助、照護，心靈的支持也是不可或缺的部分。我認為這是一段很重要的過程，病人也會因為有家人的陪伴而心安。

我在台北榮總執業時，遇到不少癌末的復健病友，家人無法陪伴，在他們生命最需要鼓勵的時候家人卻缺席了，想起來還真有點遺憾。家家有本難念的經，但是這本難念之經還是要想辦法讀懂它，哪怕只是探望、一通電話，或多或少都可以讓病人感受到來自內心深處的溫暖與力量。

記得到台大醫院治療時，幾乎每天都在陪媽媽，其實我是擔心沒時間陪她了，所以特別珍惜那僅存的時光。對於癌友家庭而言，時間就是最嚴峻的挑戰。或許是幸運吧，從一開始治療的時候，醫生沒有跟我們說母親的餘命還有多久，一直到母親離世前，相較於他人，我們比較沒有活在倒數的詭譎之中。或許是不幸吧，醫生一直沒有向我們清楚說明母親的情況，以至於後續我們仍投入大量的醫療。

就這樣，我們度過了一年八個月，背負的壓力沒少過，但是只要**想想母親為我們付出一輩子的時間，短短的幾年陪伴又如何呢？**常聽到別人誇獎我跟哥哥孝順，對我們來說還是有點難以恭維，因為說孝順似乎太超過了，盡本分而已。

SHARE IT

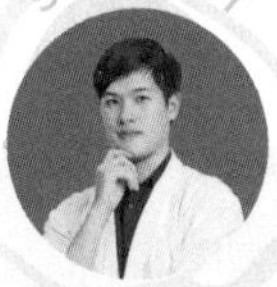

癌症家屬 & 職能治療師心得分享

1. 照顧病人壓力沉重，**定期紓壓**或者找出喘息方式。
2. 政府目前有推廣**長期照護之喘息服務**，若符合資格，不妨多加利用。
3. 若無法獲得政府資源，自費請居服員或尋求鄰里長協助以及與親友一同**分擔**也是不錯的方法。
4. 人都需要休息，找到喘息空間，**短暫脫離照顧者的身分，能舒緩自己的壓力。**
5. 告訴自己**盡本分就好**，不要太苛求自己。

CHALLENGE 4-3

家庭角色的改變與關係重組

家庭關係往往會在家人生病之後開始慢慢轉變，這種轉變有時是正向的，有時卻是負向的，癌友與家人需要注意家庭關係的經營，彼此多溝通，找出屬於自家的溝通方式，才會讓抗癌過程中的生活氣氛較為和睦與順暢。

家庭關係開始轉變

家庭關係的轉變絕對是家人失去健康之後的一種難題。在職能治療師的觀點裡面，每個人的存在，都代表一種角色。例如：有人扮演著朋友，有人是家人等，當然每個人都有多種不同的角色，在生活中快速地轉換。總之，我們就是在這樣的關係下，維持人與人之間的互動。母親生病後，我們也開始面對這樣的問題。

解決兵役問題，照顧癌友不慌張

當母親生病之後，所有的家人都必須調整自己的生活模式，原本服役中的哥哥，得以申請退役，而我也短暫服完兵役，真的很短，在成功嶺三個禮拜，連成功嶺之歌都還不太會唱就下山了。

至今回想起來，在成功嶺的那段時光，或許是整個過程中最無慮的日子。現在說來輕鬆，但其實照顧母親的這一年過得比當兵還要累，心理壓力也更大。不過，母親為我們奉獻一輩子，為了她就算稍微辛苦一下也是值得。

很多照顧者都會遇到屆齡服兵役的問題，這是一個很大的挑戰，因為沒有時間幫忙或無法幫忙支應開銷時，很難擔任一個稱職的照顧者。還好現在已經有許多管道處理這個問題。若癌友家中的孩子是屆齡役男，或者有認識的人是準備當兵的役男，請別慌張，不妨可以參考一下這些流程，應該可以幫忙解決一些問題。不過提醒各位，兵役的法規常有所更動，最好還是先查詢相關法令，避免影響自己的權益。

兵役問題應分為兩個方向，一個是未入伍，一個是已入伍，兩個有不同的處理方法。未入伍的役男情況會簡單許多，目前的規定是只要家屬中（三等親內）有一人罹患第二期的癌症，即可轉服「家庭因素替代役」，採上下班制，可以就近在家裡附近的政府單位服役，晚上與周末都不必服勤，役男就有更多的時間照顧癌友，雖然白天仍要服役，但已經省去不少麻煩。

倘若父母、配偶、子女的癌症是第三、四期，可以申請「家因補充兵」，服役十二天即可退役，若是其他家人罹癌，則要考量家屬的照顧能力，將由相關單位評估列計，若符合就可以退役，讓您可以好好的協助照顧家裡。

已入伍的弟兄，假如是替代役就可以用上述的管道辦理轉服或者退役。若是義務役國軍人員的辦理條件就比較不同了，但是還是有相關的措施，像是優先調回家裡附近的單位服役、給予請假等，但就我的了解若有嚴重癌症的家人，其實有機會可以申請提前退伍的。

退役後回到社會，因為要照顧母親，工作勢必受到影響，我們要選出個主要照顧者，這很重要，有一個人專責照顧癌友，其他人協助。這時可以透過家庭會議，討論出誰要擔任這角色。

看到所能而非關注失能

為了避免混亂，一開始我們像螞蟻一樣，蟻后、工蟻、雄蟻，家裡的每個人都占了一個照顧者職缺，當時的想法很簡單，我覺得每個人應該要把自己的事情做好，母親專心養病，我負責照顧，爸爸、哥哥負責把錢賺回來，阿姨跟堂姊擔任替代人力，在這個結構之下應該可以運作得很順暢。

一陣子過去了，我們配合得很好，合作尚稱「愉快」，但母親越來越不快樂，也越來越不起勁。「母親太任性了，不懂大家的辛苦！」我低聲抱怨著，哥哥是冷靜派，沒特別說什麼但也同意我的說法。我負責照料母親，從日常起居、生活安排到看診治療等，都不假他人之手。我的家人們也都很幫我，除了人力支援，偶爾贊助的金錢也總是及時雨，使我不至於支撐不住。而母親，除了原本的虛弱之外，生活自理的程度很高，幾乎跟原本的生活無異，但就好像少了點什麼。不是應該過得很好嗎？有人準備飯菜、有人協助整理家裡，我也隨時供使喚還兼任司機，為什麼還覺得不夠呢？有一天阿姨說母親很想吃咖哩飯，我站起來準備去買現成的，結果阿姨有點無奈的說：「她說想自己弄。」哥哥在一旁質疑著：「她能嗎？

又切、又煮的。」阿姨回答說：「她說她可以啊！你們沒讓她試而已。」

就像醍醐灌頂，我漸漸明白了只管養病的母親，因為家庭角色的改變，顯得不自在，雖然我們是為她好，幫她做了所有的事，實際上這關係有點變質也有些刻意了，家庭不就應該使人感到輕鬆自在嗎？這樣的家庭關係讓我們重新思考，是不是少做什麼，還是我們根本做太多了？母親之前的角色一直是照顧者，一下子要轉換，似乎也不是如此容易。但另一方面，我是職能治療師，因此，當病人的生活因為疾病受到影響時，除了**讓他們看到自己的不能之外，更重要的是，讓他們發現自己之所能**。我帶著這份信念，在重新洗牌的家庭關係之中，試著找出平衡點，讓母親能夠維**持獨立的生活型態**。

看過許多抗癌者的分享，他們在抗癌過程中，重新適應並開始新的人生任務，有人去跑了馬拉松、有人創了部落格、當了志工，好多不同但豐富的新體驗。母親沒有那番壯志與熱情，因此我幫她找到了幾個適合的事情，像是信仰宗教、與朋友聚會、外出散步，並試著引導她認識及適應這些新的挑戰。另外，我也替她安排了一些活動，做一些調整，例如：從家中走到附近的寺廟，告訴她應該怎麼走，什麼時候出發，讓她明白這些該注意的事情。

當然，媽媽的角色我們也沒讓她遺忘，自己洗衣服、準備晚餐、簡單的清潔家中，而這需要我們發揮一點巧思。我像是一個設計師，把一切都弄得像以前一樣。但我們心裡都知道，那或許是再也回不去的從前了。

根據人類職能模式（MOHO）的概念，每個人在這個世界上都會有一種以上的角色，例如：家人、朋友、工作者等，而每個社會，會為賦予這個角色不同的責任以及義務。但是**當疾病發生時，這個角色結構會被崩解，而我們能做的就是承接新的角色，承擔新的責任。**從知道母親罹癌的那一刻起，我們就有了一種共識，我們不會再像從前一般的相處，因為母親接了一個新角色，這一年，不只母親，我們也多了很多責任，沒有人教我們該怎麼當一個稱職的照顧者，一點一滴靠著自己摸索，過程中難免會有挫折，這是必經的過程，不論是癌友或照顧者都應該好好的學習互相體諒與扶持，請相信我，隨著時間慢慢的磨合，會找到屬於你們和睦的家庭關係，但這需要靠著大家一起努力才辦得到。

家庭關係的重組，需要更多的溝通

家庭的關係變了，應該說家人間關注的焦點會改變。也許是多一分凝聚吧，以前碰面會問「要吃什麼」，現在見面會開始問起母親的身體狀況，吃得好不好。買東西的時候互相提醒母親適合吃的、不適合吃的。以前聊天就是講很多五四三，現在分享一些保健、養生的觀念。

在這過程中，我們都在學習如何在這些改變中生活，也學著把母親放到生活的中心，讓我們圍著她過日子。不過回頭來看會有不同的看法，**照顧者其實應該要有一點自己的生活**，當時沒有特別的感覺，只是覺得心情悶悶的，如今回想起來，雖說是家庭關係的重組，但當時應該**抽一點時間給自己，做自己喜歡的事情，或許會在緊密的生活關係中保有一點彈性與空間**。

根據研究顯示，有許多病人的照顧者，會將時間、精神、生命都奉獻給病人，而導致自己失去原先的生活型態，進而使生活失衡。在我們身上也有這種情況，但當下的情境讓你無法自覺，就算意識到了這種情況，大概都會得過且過吧，那種時刻很難有自己的想法與意見。

我無法保證每一個家庭在這樣的氛圍之下，都有很正向的發展。面臨家庭關係的重新解構和重組，也有家庭是走入爭吵且不歡的。有的是誤會、有的是缺乏溝通、有的是理由掛嘴邊，太多因素了，一樣米養百樣人。

在臨床工作上，我常聽見患者向我抱怨家裡的某某人沒有責任感，誰誰誰拋家棄子，我無法判斷誰是誰非。只是我個人的經驗讓我體認到，家庭需要每一個成員的齊心維持，每個人都該出一份力，但沒必要勉強，在這個時間點糾纏不清，只是讓自己、癌友都痛苦罷了。

我自己也曾陷入這個迷思，當時覺得父親參與的很少，但後來有機會跟他聊聊，他覺得出了大部分的醫藥費，已經付出他所有心力了，站在父親的角度來看，這或許就是他貢獻的方式，明白他的想法後，我們也會體諒他獨撐家計的辛勞。不過我們也跟他說，偶爾還是希望他要來陪陪母親，隨著時間的推移，彼此之間的衝突與不滿也就慢慢變少了。

一直到了工作幾年後，我才真的參透該如何面對病人的家庭關係。我會看著別人的例子，回想自己的經驗。很多人會說清官難斷家務事，家庭太複雜了，每當被問起對癌友家庭的看法時，我總會有點難以評論。但我個人倒是有一點小小的體悟，隨著照顧我的母親久了，人情冷暖也感受在心裡，對於人與人之間的關係與責任不再執著，應該說盡力就好。

現在要我談癌友家庭，我會請您回頭看自己，在這個家裡面，您想付出什麼？想要怎麼做？如果不做會不會後悔？如果可以回答這些問題之後，我想很多事情都能夠有不同的想法，也能讓您自己為了癌友而做，而非滿足別人的期待。大家都覺得自己做的比較多、比較苦，但這些不平或許是可以被協調的，只是需要一點彼此溝通的機會。

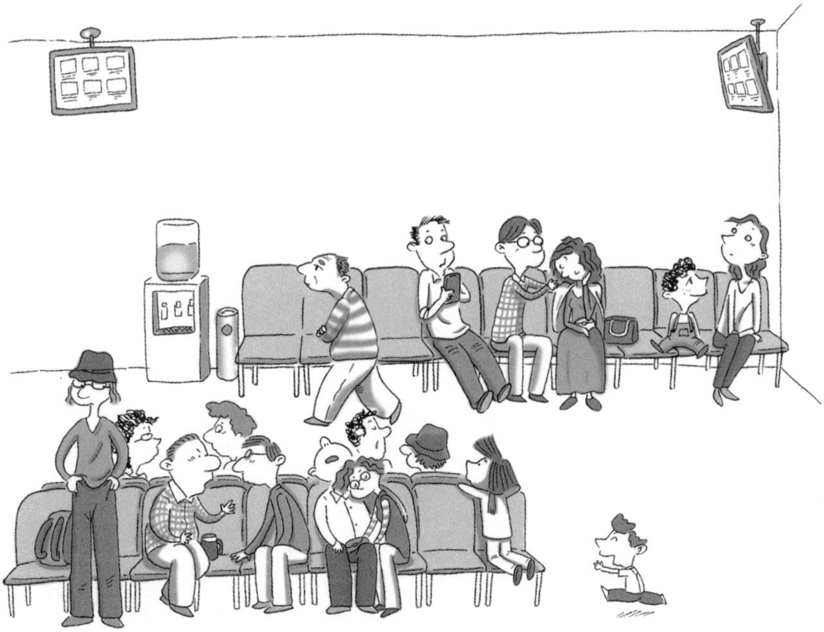

◎抗癌路上，家人的陪伴是最大的力量。

善用通訊軟體，溝通更順暢

協調在我們家裡面不算太難，彼此之間的溝通還算順暢。但是對有些家庭來說並非如此，可能距離太遠、事情太多，有時沒辦法第一時間的關心，要討論事情的時候，就顯得困難許多。

建議可**成立一個群組專門用來交換訊息**，當時我們也有一個群組，但對於母親的病況討論較少，**簡單的報告看診、化療的時間，需要什麼物資、人力也就在上面公開**，千萬別在上面討論太多事情，人之所以被設計出有五官、有聲音，就是讓我們可以感受不同表達的真實意涵。在通訊軟體上，過多的討論，容易造成語氣上的誤解。再者，好好控管裡面的人數，不要加一些對於照顧癌友沒有實質助益的三嬸婆、五叔公，免得人多口雜。有時候看到來自照顧者群組的訊息時，都會趕快打開深怕遺漏某些消息，因此，提醒長輩在群組裡「只說正經事」，不要在上面貼早安長輩圖或閒聊，也很重要。當然，也不要忽略了面對面的談話，真正需要溝通的時候，幾個比較主要的照顧者一起談一談，應該會是一個很好的開始。

陪伴是家庭關係的調味劑

在家庭關係裡，我們往往忽略了身為家人最珍貴的價值「陪伴」。或許我們能在一段時間內熟稔所有照顧的技巧，但缺少了陪伴就像喝湯忘記放鹽巴一樣，會讓原本的生活失去一點風味，有點可惜。

陪伴也是需要學習的，在家庭關係中每個人都有彼此互動的方式，很難說哪一種比較好，我們得試一試。父親跟母親從以前的相處就很拘束，在那個世代的夫妻，很多都是這樣，父親帶著一點點大男人的氣息，所以不強求他們能在此時互動熱烈，但可以建議他們做一點簡單的事情，例如：陪母親一起散步、一起去買水果，讓他們的相處過程中有個目標，減少心裡的壓力。

哥哥與我，從小跟母親相處的比較自然一點，但還是有距離，母親不是會跟孩子很親密的母親，很久之後才發現，我們連擁抱都不曾有過。但是那段日子我們會聊天、看電視、散步等，這是以前比較少做的事，剛開始內心有點猶豫跟不自在，很怪吧，跟自己的母親相處反而不自在。但我相信這對很多人來說，可能是共同的生命經驗。我們都在學著調整自己的態度、語氣，理解母親的思維、不舒服與焦慮，偶爾擠出一句問候，今天哪裡不舒服，她總是笑笑地說還好，沒什麼問題。她的這句還好，回應了原本的疏遠，讓我們的關係變得更緊密了。

陪伴應像調味料，融在這段日子裡，使這段經歷變得更豐富美好，在家庭關係再重組的過程中仔細拿捏，不要太多也不要太少。隱身在生活的點滴當中，不用刻意經營，**讓陪伴成為一種自然的習慣，大家各司其職，**最重要的是，千萬不要忽略了這個寶貴的「禮物」。

SHARE IT

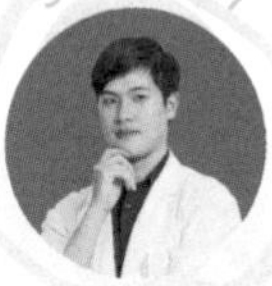

癌症家屬&職能治療師心得分享

1. 若有兵役問題，可改服**家庭因素替代役**或提前退役等。
2. **家庭關係再重組是需要學習的**，每個人在家庭中都有該扮演的角色，**陪伴要剛好**，千萬別忽略。
3. 家庭關係再重組的第一步，**看見癌友的所能**而非不能，並試著讓癌友能維持獨立的生活型態。
4. **善用溝通軟體**，交換與癌友相關的就診時間狀況、人力需求等訊息，讓溝通更順暢。

LOOK BACK

PART

5

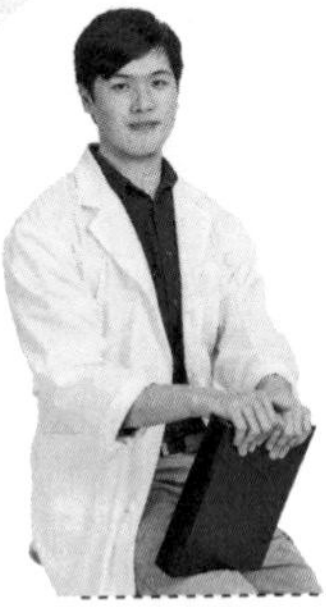

回首來時路

LOOK BACK

5-1

另外一種治療模式——肝動脈栓塞與化療

歷經超過20次的化療與標靶治療，腫瘤的情況卻不見改善，母親開始思考是否有另外一種治療模式，於是我們帶著這個疑問來到台北尋找解答。

釔90微體球體內放射治療

歷經超過20次的傳統化療與標靶治療，肝轉移腫瘤的情況卻不見改善，於是母親開始思考是否有另外一種治療模式，我們帶著這個疑問到台北找解答。接著做了許多評估與檢查，醫師說這種療法也有一定的限制與風險，不是每個人都適合的。

釔90微體球體內放射治療，近幾年在台灣已成為合法的治療方法。一樣透過肝動脈但是置入的不是單純的化療藥，而是帶著微量放射線的小球，透過放射線殺死癌細胞。聽到放射線有人心就涼了，不過對母親來說什麼放射線，連雷射光都會接受了。在友人輾轉介紹，我們到台北榮總接受第一次的評估，第一位醫師覺得有治療的可能，便把我們轉診到另一位專門從事釔90微體球體內放射治療的醫師手上。

以母親的狀況，就是要停止化療一個月以上，並且沒有腹水，才可以使用此療法。但母親的腹水已經有點多了，所以醫師認為這個治療方法對母親來說有極高的風險，希望我們尋求其他的治療方式。這種治療所費不貲，目前仍沒有健保給付，所以單次費用大約是70萬台幣，非常鉅額，當時戶頭存款僅剩七千塊的我，在聽到母親不適合的時候，反倒有點鬆了口氣，真是不太孝順。不過醫師也說明，使用這種治療方法大約能增加八個月到一年兩個月的壽命，醫師也說有人治療後，存活了八百多天仍然健康，所以效果不是絕對的。但母親的條件終究不合適，帶著這份遺憾，我們詢問醫師還有沒有其他好方法。

由於常規的化療已無太多效果，治療的進程似乎就卡在這個狀態，眼前出現了兩種選項，繼續下去或是放棄。到底什麼時候該做什麼決定，至今我也沒有明確的答案，要看癌友本身的態度，母親當時是完全不想放棄，所以我們選擇了繼續治療。

醫師說目前還有一種治療方式，即是「肝動脈栓塞」，就像算命師一樣指點了方向。就這樣，我們便轉往其他醫院進行下一步的評估。

關於肝動脈栓塞

在榮總的療法沒有辦法繼續進行，母親便決定回到她比較熟悉的台大醫院，榮總的醫師提醒我們，還有另外一種治療法稱之為**肝動脈栓塞**。這與一般的化療方法有些差異，常規的化療是透過血液流動將藥物送到各個器官，但是血液動力有不同的速度，往往使得藥物無法在目標器官中停留至預期的時間，進而影響療效。

這種肝動脈栓塞治療，是盡可能的將高濃度藥劑直接送入肝臟殺死腫瘤，**大多是用在肝癌末期的患者，或者近年也常用於大腸癌四期發生肝轉移之個案**。栓塞的目的，是防止藥物滲漏到其他器官中，造成不必要的破壞。治療前的準備工作有些繁瑣，以母親為例，預備手術有兩個階段，第一階段是栓塞，時間約兩小時，確認完栓塞沒有其他狀況後，就可進行下一階段。第二階段是在大腿血管中置入一個人工血管的基座，往後所有的治療，就是透過這個基座施打藥物進到肝臟內。

母親選擇積極的治療，我能體會她的心情，也明白以母親現行的身體狀況，加上這種療法所引發的風險，但畢竟母親一直是如此堅強，就算歷經了多次失敗的治療，卻仍不願輕易的放棄，與病魔奮戰至最後一刻。

治療路上，讓我牽著妳

母親非常果決，只撥了通電話給台北的阿姨，問她的房子是否可以借住，確認人力、資源、住宿都有人協助之後，我們便開始安排北上。回台南幾天收拾行李，母親收的很快，似乎沒有帶上什麼，我不經意問了她為何不多帶些東西，她笑著說：「哎呀，也不知道有沒有機會用到呢！」這一答讓凝重的氣氛又更凝重了一些。

過了幾天，我們倆拎著一個皮箱，告別故鄉台南，在家門口等待計程車的時候，母親有些失神地四處張望，似乎是在記憶，記憶門前這棵蘭花、這棟老房子、這條巷子、記憶這氣溫、氣味、這家、這人，這一切。她彷彿明白，這次的挑戰應該很大。

矛盾，在心裡纏繞著。這種狀態無奈又充滿希望，好似離枝飛舞的落葉，雖然要離開，但卻是一個重新的開始。生命說穿了就是一場豪賭，母親早在牌桌上梭哈，底牌也早拿到了，只是不想翻開而已，誰不想在攤牌前多玩一會兒呢？而台大就是母親手上最後一張非打不可的牌。

我們風塵僕僕地抵達台北，七月的陽光有些刺眼，溽熱的天氣像是賞了我們一個反對的臉色，我們攔了一部車往台北的住所，從中山北路出發，那就像是生命的兩端，我細數著路上的店家，記著每條路，長安西、南京西、民生西、民權西、民族西，試著在腦海中複讀一遍，感覺自己得待在這一段時間了。

終於到了熟悉的地方，卻不若以往的熟悉，可能這次來的目的跟過去不同。以前台北是我們出遊、度假的地方，這次雖是一樣的風景，卻背負不同心情。過去母親領著我來遊玩，現在是我帶她來治病，時光荏苒，使人不由得感慨。炎熱的天氣，曬得有些過份，計程車緩緩駛入巷子，蜿蜒的小路加上天氣，讓人的心情跟著起伏不定。我知道不能讓浮躁礙事，安頓好行囊也安頓好情緒，挑戰才正要開始。

經過幾天的等待，我們被安排住進腫瘤醫學病房，位於台大舊院區的二樓，初來乍到，這幢建築頗具風格，古老而有韻味。穿過大廳與重重的人潮，還有一條長廊，此時母親的腳步已略沉重，除了體力不佳之外，我想心理的壓力應該也不少。

我回頭問了母親：「要坐輪椅嗎？」

她說雙手一揮，不甘示弱的說：「不要！」。

我懂母親的脾氣，她很難示弱，有著令外人難以理解的好強與堅持。我陪她手扶著牆，一步步地走，走的辛苦，幾步就得停下休息，她總背靠著牆，嘆了一大口氣，再左右張望一下。每一次嘆息之間，我總會想到我曾經治療過的病人，他們的嘆息與我母親的嘆息，交會在同一個時刻，透露一樣的訊息，是無奈，甚至某種程度來說，那是一種絕望。

身為一個職能治療師，我知道該如何讓病人能夠走的更好更安全，我們常牽起病人的手，帶著他們一步步的練習。但我突然發現，我很少牽我母親，儘管她病了，這次她把手伸了出來，我突然有一種感覺，母親已把生命依托給我，就算那是我難以承受之重，但我沒有畏懼，毅然把她牽起。

我輕輕地問：「我們前面坐一下吧！」

母親點點頭，我轉過身，視線有些模糊，眼角有些濕潤，有時我們都一樣，太愛逞強了。

整裝奮戰，開始肝動脈栓塞治療

入院後經過許多檢查，兩周後安排到手術的時間。這兩項手術似乎不算是大手術，沒有太多術前準備就前往手術室報到。

我在手術室外問了母親：「老母，你緊張嗎？」

母親打趣回答：「緊張是還好啦，有點想尿尿是真的。」

這個答案使我傻眼，怎麼到了這種時刻還是一樣幽默，此時外科醫師從厚重的鐵門後方走出來，簡易說明手術的過程，對於細節沒有太多交代，反而說了剛手術完不要隨便亂晃，母親聽到這句話，馬上露了一個無奈的表情。無奈之餘，還是只能配合規定。時間約兩小時，兩階段的手術部位皆在大腿，傷口其實不大，僅僅一塊方形紗布就可覆蓋。術後須固定重壓數小時，不過母親當晚就開始下床，看起來沒有大礙。手術完母親的進食也正常，只覺得有些頭昏，醫師說可能是麻醉的關係。

分成兩階段完成了栓塞、置入基座等工程，主治醫師認為手術成功，所以又安排了化療的期程。此時的化療注射跟過去的治療方法類似，用機器控制藥劑輸入，注射時間長，一次數小時不等，只是都在住院，時間就沒有如此逼人。日子過得很快，入院近一個多月，母親現階段的治療也告一段落，雖然疲倦，卻也鬆了一口氣。

之後，進行了術後的第一次化療，我特別留意此次化療的副作用，發現除了原本就常出現的疲憊外，其他症狀都不太明顯。然而有輕微的貧血症狀，醫師評估與腸胃道輕微出血有關，所以注射血漿補充。乍看之下，沒有特別的變化，醫生說不如再休養幾天吧，我們沒有太多意見便繼續住了下來，這一待又是一個多禮拜了。

認真說起來這樣的治療方式沒有太多負擔，費用上也不算太高，感謝健保讓住院、手術的費用都還在可以接受的範圍之內。印象中，住院是健保房加上兩次手術，以及我們自費的藥品與營養品，花費約三萬元左右，著實減少我們許多壓力。

至於療效在醫療文獻、資料上看起來有許多成功的案例，但並非絕對。而我的母親，治療開始後不久，因為感染而中斷治療，所以在此也無法跟各位讀者分享母親治療後的實際效果，若家中患者有相關需求應向其主治醫師諮詢。

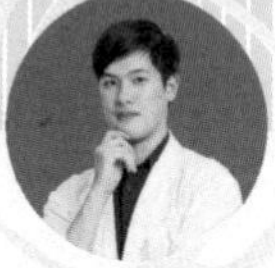

癌症家屬 & 職能治療師心得分享

1. **釔 90 微體球體內放射治療**常用於大腸直腸癌合併肝轉移的癌友，利用一種具放射線的微粒，從肝動脈打入肝臟，使放射性物質殺死癌細胞，可增加患者的存活率。

2. **釔 90 微體球體內放射治療並非適用於每一位癌友**，有許多排除條件，例如身體情況不佳、化療期間隔太短、有腹水者都不適合此療法。

3. **肝動脈栓塞治療常用於肝癌、大腸癌肝轉移之病患。**此種治療方法與釔 90 微體球體內放射治療一樣需要先植入人工血管。

4. 肝動脈栓塞治療過程與一般化療相似，**注射位置在大腿，注射期間需臥床。**

5. **肝動脈栓塞治療方法**，或許是一般化療無效後的另外一種選擇。

LOOK BACK 5-2

如何完美謝幕——談放棄急救

那兩個月的經歷讓我們學了一課，如果想要完美的從人生舞台上謝幕，或許可以考慮到了最後一刻，不要執行那些急救措施。

這次急救是最後一哩路

從台大出院後的母親變得有點奇怪，一直喘，偶爾語無倫次。直到我突然回神才驚覺事情不妙，緊急通知大舅，幫忙將母親送往醫院急診。人的潛力是會被激發的，同樣是四層樓高，但當下我竟然扛起約80公斤重的母親，一路往樓下衝，上了車便趕往急診，一到急診她立刻被接走處置，我看著急診醫師抽了一管血走回辦公桌，拿了一個試紙測了一下，他一臉震驚並喊了一句「怎麼這麼酸」，我還以為他剛喝了一口檸檬汁，在這自以為幽默的反應之後，醫師把我拉到一旁。

醫師停了一會兒，說道：「這是一場賽跑，你媽媽跟細菌比，誰快誰就贏，媽媽贏了，就可以活，細菌贏了就……」

主治醫師拍了一下我的肩膀，便轉身離去：「你懂的！」

「靠！什麼鬼，沒頭沒尾的！」我心裡著急的咒罵著。

經過一連串的檢查，母親被一路送到三樓的呼吸加護病房，那裏像是一座監牢，門禁森嚴，而且帶著肅殺的氣氛。其實電影裡每一幕關於醫院的戲都是真的，我焦急地在門外等消息，鐵門一開我便上前探詢消息，醫生一臉沉重地看著我，內心裡深感那會是一個極壞的消息。

「情況很不樂觀，血液非常酸，恐怕要有心理準備。」醫師口氣悲觀卻平穩。平時他們的肯定會讓人心安，但今天他的肯定卻讓我心裡壓力更加劇烈。

醫生接著又叮囑我：「這個病菌來的又快又猛，她隨時會走，你們是南部人吧，還是安排一下親友來見他最後一面會比較妥當。」

在加護病房的那些日子

母親後來在各專業的努力下，被搶救了回來，前前後後在加護病房待了兩個月的時間。也許加護病房就是一個舞台，我們正在上演一場大戲，一張張不同的面孔，扮演著不同的經歷卻有著相同的哀愁。母親在此獲得完善的照顧，對我們來說是減少許多負擔，但怎麼又能放得下心呢？

在這種情況之下會對任何一通電話敏感，因為打來不一定是太好的消息，所以在那段期間，生活作息都變得有點不安穩，有時電話一響常令我驚嚇不已，定睛一看卻往往是鬧鐘。到了半夜特別容易驚醒，好似黑夜將我困住了，沉悶的空氣讓人難以招架。

值得高興的是每天都可以探望母親三次，今天再度遇到主治醫師，他說情況漸漸好轉，但仍不樂觀需要持續治療，這對我們是一種莫大的鼓舞，湊近母親的床邊，儀器仍作響著，母親已平靜下來，只是病容依舊輕輕換走了她的表情，似乎有些回應但沒有太多。就這樣我們展開了一場長達兩個多月來回的探望之旅，換上隔離衣、消毒、聽醫師講解本日病情、脫下隔離衣、消毒，整整兩個月。我們都只是在等待一個不願面對的真相。

我們每天都去探望她三次，徐州路從頭到尾一端是培養法曹，一端是看盡死生，而母親就是懸在生死之間奮戰。一天三次的探視漸漸成為生活的重心，不論颱風（還經歷兩次）、路上樹倒車翻，我、鈺婷阿姨、哥哥三人開著車，在台北的街頭一路躲、一路閃，至今回憶起來是瘋狂又甜蜜。

每天進去的例行公事便是幫母親洗臉、清理並且全身關節活動，直接且深入的接觸母親的身體，或多或少有些難為情，畢竟跟母親的距離有些遙遠，但該為母親做的事情，一件都不能馬乎。

我們會用熱毛巾敷在她的眼周，並輕輕地按摩，這是她一天當中最舒適的時候，看見她放鬆的樣子，內心的沉重感就會稍稍釋懷。不過說來特別，我是學復健的，但當我幫母親執行關節活動時，看她露出痛苦的表情，就讓我不敢繼續執行，實在有違專業。接著醫師會照例來床邊解釋病情，我們一開始會很著急地詢問，所得的答案總是保守，像是再觀察、持續治療等，久而久之，我們也就接受這樣膠著的情況了。

善終也是需要學習的課題

這是一個困難且漫長的抉擇，我們總是一邊討論著母親的病況，但話題一轉又開始講是不是該放棄了，陷入了生死兩難的場景。每天三次的探病，進出加護病房變得有些稀鬆平常，如果說加護病房是個酷熱渺茫的沙漠，我會說母親的床邊是唯一可以看見水源的綠洲。那是我們與母親些微連結的時光與空間，我總會特別珍惜。

我的要求不多，只要能離苦得樂就好。身旁機器惱人的聲響，提醒著這悲劇還沒有結束。此刻我明白了，原來臨終也只是一場獨角戲，母親只能辛苦地演出，跟這些管線纏鬥。如果找不到出口，所有人就只能繼續看著這場戲而無法劇終。

唯一慶幸的是她的頭髮很乾淨，十分精神。在加護病房裡仍然可以洗頭，這體貼又人性的服務，讓母親在這漫長的抗戰之中，仍有片刻享受的機會，因為母親最愛惜的就是頭髮，她連化療多次都沒有掉髮，她常說全身都可以髒，就是頭髮不行，這點還保持得不錯，但是除此之外我似乎沒有看見一點生命的痕跡，一點屬於母親的樣子。

前兩周母親應該是清醒的，她有時睜開眼看看我們，會追視著聲音的來源，偶爾她會用筆在小白板寫下幾個字，由於摔傷所以只剩左手能寫，加上母親的意識狀況有些昏沉，她寫出來的內容總令人費解，有時我與哥哥都會在病床旁進行考古學式的判讀，希望可以從中解出家裡藏有千萬黃金的秘密，可惜最後是一場空。我們的互動就在這些小事間打轉，住院的時間越久就越平淡，靜靜的、眼看生命跟著時間流逝。

很快地又過了一個月，我們無畏風雨地探視她，希望給她力量，每一次探訪都是一次不捨的告別，過一次就少一次，看著那些她賴以維生的儀器，像是沾上鞋底的口香糖一樣又黏又討厭，這是種無限循環的惱人情緒，每次進去病房都要承受一次。有天，當我看見升壓劑的流速已經上修到極限，但血壓已經無法再拉起時，我們心中大概就已經有了心理準備。一樣的日子，一樣去探視母親，住院醫師小陳把我們拉了過去。

醫師問：「我有一件事要問你們兩位，阿姨的情況已經到了最末期的狀態，想問問你們的想法。」

哥哥無奈回應：「我們是還好，但家裡還有長輩與母親的好友，談放棄不是這麼容易。」

醫師邊說邊從文件夾中抽出一張紙：「這張你們看看。」

醫師遞來一張「放棄急救同意書」，密密麻麻的文字以及表格令人眼花撩亂，但放棄這兩個字卻如此醒目。

醫師建議：「阿姨如果情況越來越差，差到她完全支撐不住，可能就需要電擊、強心針等，但我個人真心認為那些對她沒有幫助，徒增痛苦而已。」

我回答：「我們明白，但這不是我們能決定的，要回去問問爸爸。」

醫生也明白我們的處境說：「我明白，但該放手的時候，對你母親來說會是平靜的解脫。」

可能是因為我們已經進進出出快兩個月了，醫師對我們也有所認識，所以特別找我們談了這個問題，又或者他們已經看出某些端倪了，不過也該是時候面對了。

我們有點黯然地回到病床邊，此時母親因肝功能衰竭而陷入昏迷，洗腎機仍二十四小時的運轉著，帶走的到底是生命的悲劇，還是短暫繾綣人間的歡舞？帶著複雜的心情，我把那張同意書轉交給父親，他非常掙扎與猶豫，要這麼放棄好像會有許多莫名的壓力，也許是茫然，不確定自己的決定會造成的什麼影響所致。而我沒有給予他太多壓力，此時，我拿出專業的知能，用理論、實務解釋這些急救措施實施後的後果。

父親說不救好像怪怪的，如果救得活呢？他的質疑是絕大多數人的考量，我繼續解釋著通常這樣的病患就算急救得回來，但也會造成更多的痛苦，例如：電擊所導致的胸口燒焦灼傷，強心針的注射疼痛，壓胸導致肋骨斷裂等。講的頭頭是道，彷彿我在醫院進行個案報告一樣，父親聽到這些陷入沉思，我接著說就算母親熬過急救，救回來了，但她的肝臟也失去功能了，所以壽命也頂多延遲一天到兩天，為了這短短的時間，承受極大的折騰又是何苦。說完了理，接著動之以情，終於讓他簽下名，他轉交給我時特別補上一句，可否晚一點轉交給醫生，我明白他的焦慮，直說沒問題。

放棄急救的選擇也是臨終前的重要課題

現行台灣的安寧緩和醫療條例中，其實已有明文規定安寧療護的相關措施，其中一項放棄急救稱之為「拒絕心肺復甦術（DNR）」，裡面清楚的記錄在何種情況之下，醫師會對病人做出何種處置，病人或其家屬，可依據意志來選擇是否要接受這些治療。簽署一份DNR是很值得肯定的，但我明白在那種緊急的情況之下，根本無法理性的思考，所以**在癌友都還是清醒的時候，不要畏懼的去談論這個話題，規劃一下安寧療護**，若患者不清醒，可由親人代簽，不必擔心簽了之後就被醫院放棄，醫師在治療時仍是以當下的情況診治，僅在病人的情況已經嚴重而不可逆的時候，才會遵照病人的意志，不予以急救，並使用一些藥物等作法減輕病人之痛苦。

那晚，我手裡握著已經捏爛的放棄急救同意書，在護理站前來回踱步，在家裡我講得信誓旦旦，但到了現場，才發現要下這個決定真的不簡單，我自己也變成一個俗辣。護理師雪波姊在母親床邊打理著，她是個體貼的人也很關心我們。

這兩個月來，我們總是在母親床邊聊著，她像是大姊一樣的關照我跟哥哥，她看出我的困擾，所以她招了手，叫我過去母親的床邊。

她語帶命令的說：「來，你幫我一下！」我們把母親的病人服鬆掉，要幫她換管線，雪波姊要我幫她抬母親，從脖子開始是中央靜脈注射的導管，連接出來的就是一排注射孔，上頭有好幾支針劑插著。接著她把鼠蹊部的膠布打開，映入我眼簾的是四個又大又深的針孔，那是洗腎的位置，翻到側面背上多了點小傷口，那叫做褥瘡，通常是臥床過久所造成的，她整理完對著我說了一番話。

雪波姊說：「看到了吧，她這樣很痛苦，你是醫療人員所以我才給你看這些，你應該知道怎麼做會對她最好。」

她的一句話點醒了我，最終還是交出了放棄急救同意書。那是秋天的黃昏向晚，彷彿做了一個孤獨的決定，放棄急救同意書生效之後，一旦發生突發狀況就是不急救、不電擊。我們知道這決定雖然很矛盾，但對母親會是最好的。保持正向的看法很重要，就讓我想起了宮崎駿電影裡的台詞：「人生是一列通往墳墓的火車，一路上將有許多人陪你同行，但時間到了就會有人開始下車，雖然不捨，但也要打起精神，微笑道別。」**在人生最重要的一段時間裡，能夠打起精神，接著微笑地跟曾經愛過的、恨過的、相處過的人事物說聲再會，一切才會圓滿呀！**

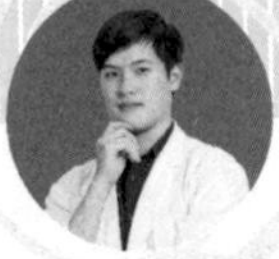

癌症家屬 & 職能治療師心得分享

1. **善終**其實是可以被安排的，最直接的做法就是思考是否要急救。

2. **急救**包含，插管、電擊、胸外心臟按摩（CPR）、強心針等等，這些措施會帶來痛苦。

3. 若真的考慮不願意接受急救，**必須簽署放棄急救同意書**，此份文件具法律效力，若患者無法決定時，可由法定親屬代簽。

4. **放棄急救同意書並不會影響患者就醫的權益**，醫師仍會依當時的情況判定，若屬於可挽救的情況時，醫師仍會予以急救治療。

LOOK BACK 5-3

那個早晨——淺談安寧醫療

那是醫療裡最溫柔的陪伴，我們稱之為安寧療護。

總之，是結束了

日子順著到了十一月，為了讓她有些反應，我特別錄製吉他曲，選了岸部真明的《November》。這曲有些哀傷，帶著一點秋天的蕭瑟，母親很喜歡這首曲子，在陪伴她治療的這一年，我總是抱著吉他打發時間，母親也就雨露均霑似的跟著聽歌，她偶爾會點歌反正只要遇到不會的，我就生氣不彈，她總不以為意，我知道她在享受這陪伴的感覺。

為了讓她能夠重溫我們一起走過的歲月，希望透過音符能夠傳到她的耳裡，我用手機錄下後，輕輕的放在她的耳邊，印象中她睜開眼睛，似乎覺得熟悉，從她的眼中，是看盡人生的霜雪，應該還帶著一點不能言喻的遺憾。

我在她身旁待了整整一個半小時，那是禮拜天的晚上，病房裡沒有太多人，只有我跟哥哥兩個，我們都靜靜的沒有說話，握著她的手感受跳出想像之外的交會，輕輕地放開我的手，幫她擦乾額頭上的汗，我相信她在我還小的時候，應該也很常幫我這樣擦汗，把手固定好防止她亂扯管路，但為了讓她舒服一點，我偷偷放得比較鬆一點，被子蓋好蓋滿，最後還是不放心地尋了一遍，我們離去前小聲地說：「老母，我們先走了喔，明天再來看你。」把她的床頭燈熄掉，祝妳一夜好眠。

這令我想起了那天，母親被帶到急診，只見護理師跟住院醫生在一旁穿梭，這時候，有人遞了一張紙給我，是插管同意書，不待我猶豫個數分鐘，另一頭的管就插了進去，開啟了這人生轉折的磨難歲月。

在那天，母親獲得急救全餐一套，包含電擊、壓胸、插管、升壓劑、洗腎……，想像得到的所有措施都用上了，到底值得不值得？一個很矛盾的議題，也就是近年來在醫療體系內所強調的「安寧照護」。

到底安寧醫療是什麼？

隨著媒體的宣傳，安寧醫療在台灣的醫療系統當中，已經慢慢被人們所熟知，但是這是一個平常很難接觸到的領域，這個專業領域，常設於家醫科當中，以團隊的方式存在，裡面會有醫師、護理師、共照師、志工等成員，協助末期病人能夠接受完整的療護。安寧療護算是一種醫療處置，但它的目標不是治癒病人，而是提供支持性的療法，讓患者在生命結束的過程中，盡可能的減少痛苦。

最簡單的部分像是止痛、舒緩傷口的不適、減少咳嗽的痛苦、給予足夠的氧氣等，這些措施，讓患者能夠更有尊嚴的度過剩餘的時光。我還記得有天我跟好朋友去看他乳癌末期的姑姑，當時她自己決定要開始安寧療護，於是慢慢暫停了原本的治療，改由家醫科接手。

我們去安寧病房探望她的時候，在門外聽到一陣笑聲，進到病房後她看起來有點虛弱，掛著氧氣，沒有打點滴，原來她在病房裡面看豬哥亮的電視節目，我們問她目前感覺怎麼樣，她說除了有點喘之外，還會有點痛，不過醫師讓她吸氧氣覺得還不錯。「我現在有吸毒喔！」她幽默的說，我們一臉狐疑，「你們聽她亂講，那是嗎啡止痛藥啦！」一旁邊的女兒說，講完大家又笑成一團，朋友的姑姑說她現在每天都很疲倦，幾乎都在睡覺，但睡覺比較好，不會這麼痛，睡醒就吃一點點東西，真的睡不著的時候就看豬哥亮的節目笑一笑。她看起來就像個病人，不過這樣的生活卻像個普通人。過了幾周，我聽到朋友帶來的消息，說他姑姑已經離世了，十分安詳，就像睡著一樣。這不禁令我想起了母親那時一片混亂的場景，如果時間可以重來，我們會做出更好的決定。

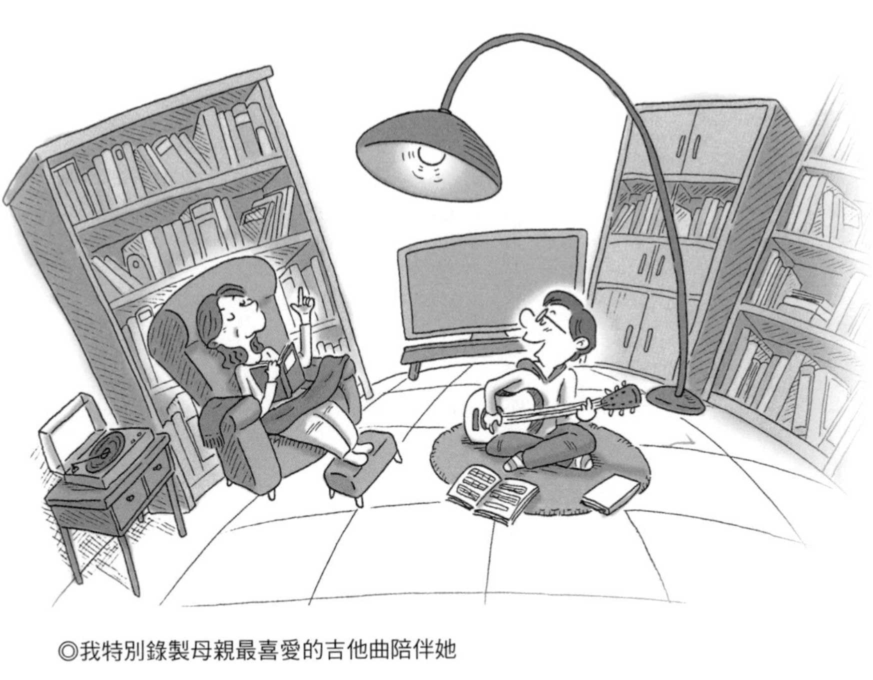

◎我特別錄製母親最喜愛的吉他曲陪伴她

關於安寧醫療

回想當時母親為何沒有選擇安寧治療，有兩個原因，第一是我們從一開始就不知道自己的情況有多嚴重，直到最後一刻，母親都還在為治療癌症所拼鬥，當然也就不知道什麼時候該緩緩腳步。第二是母親也不想放棄每一個治療的機會，這不禁令我反思，到底選擇了安寧算不算放棄？其實安寧療護，應該是對於疾病已經到了嚴重而較沒有治癒的可能時，所採用的治療方案，就好像國小生拿到一張微積分考卷，幾乎沒有答對的機會。安寧療護也是如此，**安寧療護所提供的是一種支持、尊嚴以及最後的輕鬆**。所以選擇採用安寧療護並不全然是放棄，反而是正面的開端。

以母親的例子，她被送進加護病房時，接受了急救，這與安寧的理念有點不符，因為我們先前沒有相關的經驗與想法，所以也就這麼發生了。但是一段時間之後，我們主動向住院醫師小陳提出了安寧療護的問題，小陳醫師想了想，他說也不是不行，於是他找來了「安寧共照師」，共照師的角色有點像「個案管理師」，他會負責統籌安寧療護的對象所需要的所有資源，像是心理師、社工、家醫科醫師等。

當時，父親一直走不出困境，糾結在自己內心的情緒裡面，小陳醫師看出來了，他請共照師找來心理師，跟父親聊一聊，說也奇怪，我們講了半天的事情，心理師跟父親談了兩次就通了，他的想法也才開始慢慢釋懷。

從那天起，我們每週都可以在病房看到共照師來，有時她只是來看看，有時會跟我們聊聊天。當時我們卡在一個不上不下的情況，如上一段所說，我們當時都以為安寧治療是放棄，所以心裡稍稍有點排斥，但共照師解釋，**其實安寧治療是可以跟急救治療同時存在的，只是比例上會有一點差異，隨著病患的狀況而有所調整。**

醫學是很難百分之百絕對的，雖說安寧是針對沒有治癒可能的患者，但人體有各種可能，所以當醫師判斷個案情況有好轉時，一樣會積極的治療，倘若沒有，就會提高安寧照護的比重，減輕患者的痛苦。安寧啟動的順序不一定是到了生命的最尾聲，有些晚期的癌友，打從一開始就選擇安寧治療，雖然沒有辦法治療好疾病，但至少保留了愉快的人生體驗。至於放棄急救跟安寧療法是一樣的嗎？常常有人把放棄急救同意書當成是安寧療法，這只答對了一部分。其實安寧療法是一個很大的範圍，醫學、營養、心理、信仰、家庭都是它涵蓋的範疇，放棄急救只是整個安寧療法中的一個步驟，有了放棄急救同意書，整個安寧療法才算是完整。

有尊嚴的走完最後一程

安寧照護在台灣越來越被重視，當醫療科技越來越發達的情況之下，壽命延長已經不再困難，當技術走到一個層次，生命中的溫度，早就已經隨著醫療儀器的介入而消失。這讓醫療界與病人開始重新思考，到底我們該以什麼樣子活著？柯文哲醫師曾經說過：「當有人問我什麼是死亡的時候，我總是反問對方，先告訴我什麼才算是活著？」直至今日，這個問題也時常在我腦海裡迴盪。什麼才算是活著或者什麼才是有意義的人生？

這道問題，應該留給每個人回答，在我的執業過程中，仍碰到不少堅持積極搶救，說什麼都要保有一口氣的人，這也沒有關係，因為每個人對生命的看法本來就不太一樣，但對我來說，活著就是要能夠好好的吃、好好的睡，做自己喜歡的事情，如果哪天我不能自在的做這些事，那生命的意義就少很多了。

我想，安寧醫療的概念也是如此，**讓人能夠在醫療的支持下，保有生命最自在、尊嚴的狀態，不要有過多侵入性的管線，使人有機會能夠做自己想做的事情，實踐生命的價值。**

當時，母親已經是癌症第四期的病人，隨著癌症的進程，身體的素質越來越差，除了虛弱，合併的併發症也不少，例如腹水、胃食道出血、黃疸等現象，這樣的狀態之下，其實她已經失去了生活的品質，我們應該好好的讓她走完。

「我們才恍然大悟，原來想要臨終前不受折磨，連119都不能叫。」致力推動安寧醫療的黃勝堅院長曾這麼提到。

誠如黃院長的觀點，過多的醫療介入，對於臨終沒有半點幫助，但這門學問，複雜卻又簡單，矛盾卻很清晰。人性嘛，看著自己的親人豈有不救的道理，但倘若生命在結束前，就經歷妥善又縝密的安排，在結束的那一刻才可能有善終。

想起某個去探望母親的中午，陽光透著窗戶灑了一地，溫度迷人而適中，溫柔的光影像半掩的棉被，輕輕披在我的身上，我有點昏沉，這種放鬆的感覺讓人有點想一覺不醒。想起在加護病房內的母親，心情鬱悶了起來，有點後悔當時選擇了急救，不過只能安慰自己每個決定都是最好的決定，減少一些自責感，如果我們早點具備安寧醫療的觀點，或許會有不同的結局吧！

人生最後的功課，道別、道謝、道愛、道歉

我還記得當我那天交出母親的「拒絕心肺復甦術（DNR）」時，護理師對我說出了這四個名詞，**「道別」**、**「道謝」**、**「道歉」**、**「道愛」**。她跟我說她看過這麼多人在人生最後的階段，最該做的應該就是這四件事情。

一路走過來所愛的、所虧欠的人、事、物這麼多，如果能夠把握時間好好的去完成它，圓滿它會是一件很美好的事。

我曾經問過母親有沒有什麼遺憾，她說：

「不說什麼遺憾了，如果要算，每件事都是遺憾，現在好過就好，如果有機會再好好的去完成它。」這個念頭消極的很正面，每個人都一定有很多心理的想法，而不願意說出來，不管是不是臨終之前，現在該做什麼、想做什麼就把握機會跟時間去做吧。

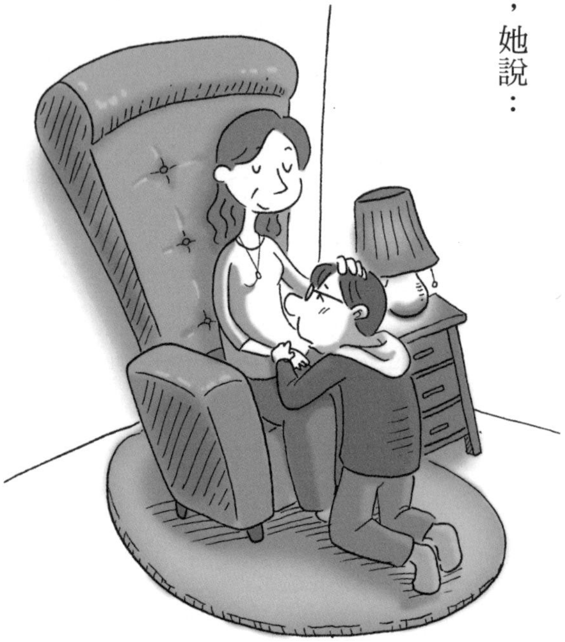

◎人生最後的功課，道別、道謝、道愛、道歉。

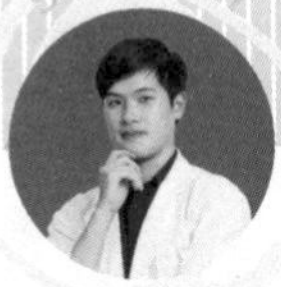

癌症家屬 & 職能治療師心得分享

1. **安寧醫療**是專業且完整的醫療領域，通常醫院都會有相關團隊，裡面包含著各專業的人員，如：醫師、護理師、共照師、心理師、社工、治療師等，各自的專業會提供病人或者家屬最適當的建議與知識。

2. 安寧照護是循序漸進的，可能會跟常規治療並行，**隨著病人的病程進展，逐漸增加安寧治療的比例**。

3. **善終**是人生最後一件功德，預立安寧照護的想法，讓我們可以**帶著尊嚴離去**，減輕痛苦也減少家人的煎熬與不捨。

4. **道別、道謝、道愛、道歉**，人生最後的功課，好好的完成，方能圓滿。

回想癌症教我們的事

回想起來，癌症真的教我們很多事，讓我們學習陪伴、關心，同時也因為這段深刻的經歷，讓我們學到了對人生不一樣的態度與看法。

在台大醫院的日子

盛夏的台北，燜熱而喧鬧。台大剛好坐落於鬧區卻相映它的復古，熙攘的人潮、川流的車潮總會在某個時間點，讓我感覺我們跟世界有一點距離，像是悲與喜相隔的距離。雖然窗戶透著光卻無法觸及兩端的心情。

那天圓滾滾醫生晃進來打了聲招呼，還真的只是打了聲招呼而已，他替母親安排許多檢查，對她的身體狀況有所掌握，感覺一切是正向發展，雖然醫生從來沒說過母親的病況好壞，我們知道應該是嚴重的，但只要能做的我們都有做到，內心又燃起一股無畏懼的希望，這令我想起在《金剛經》裡所提到的「不驚、不佈、不畏」。

學著欣賞周遭的景色

生病到一種程度，反而有否極泰來的輕鬆之感。在母親病房窗邊總可以聽見枝葉搖擺的颯颯聲響，午後被這純粹的音響，點綴得十分迷人，在動靜交錯之間體會，或許生命的意義就在這忽靜忽動的微妙時刻吧。

在這段時間裡，我時常與母親到腫瘤病房中庭坐著聊天，在那總是只有我們，安靜又舒適。後來才知道大家是不堪酷暑，寧可窩在病房裡吹冷氣，我們也被同房的病友揶揄，母親總是笑笑的回應：「腫瘤怕熱啦！」此話一出，引來滿堂笑聲，連在別床換藥的護理師都忍不住拍拍躺在隔壁床阿姨，叫她也去熱一熱。

這樣的氣氛裡，偶爾也會不小心聊到較深層的問題，我感覺母親對這些問題的看法，隨著治療的時間有不少的轉變。有次我們聊到生死的議題，母親提了她的看法：

我有意無意地問起：「老母，妳為什麼會想來這治療？」

母親堅定的回答：「要活命啊，有得選嗎？」

我無力反駁：「是不用選啦，妳說的也沒錯。」

我又追問：「那如果再選一次，妳還會來嗎？」

母親沉默了半晌，吐出了答案：「應該會吧，我也不知道，人生嘛！」

我懂母親想表達的意思，但礙於她的言詞表達能力，只能用「人生嘛」做出結論。她是想說人生是一個過程，過程中會有許多的狀況，並非每個狀況都有最佳選項，只能走一步算一步。

學習轉念

一年多以來，我們如往常般的與母親生活，可能是匆忙的腳步，讓我們都沒有留意母親的變化，面容、喜好、期待、感受都隨著時間悄然而過，她早已慢慢的變成另一個樣子，一個病人的樣子。泛黃爬上她的臉龐，肚子也因為腹水使她的動作更加緩慢，滄桑的神韻映著滄桑的歲月，讓人不捨。

這樣的氛圍裡，樂觀彷彿是遙不可及的奢求。人有時會落入過度我執的境界。執著在許多徒勞無功的事情之上，好比治療癌症這件事，某種程度來說，生命的界線，在現在醫學科技進步的時代已經模糊了，有一點自豪能掌握生命了，卻都忘了我們只是生命中的過客。

偶爾我們存在不切實際的想像，往往帶來許多壓力，逼得自己放棄原本生命中美好的事物，例如：母親嗜喝咖啡，因化療而停止，雖然醫師並沒有全然禁止，只說要減量，許多近期的研究也顯示咖啡與抗癌並無衝突，只要患者不因咖啡而有其他不適，是可以酌量的飲用。若當時能早有一些對生命終點的認知，或許可以把握有限的時光做些母親喜歡的事情。

我想這就是轉念吧！就算走向結束，但我們必須明白，不論我們如何不服輸，總是要面對的。轉念是一門優雅的藝術，當我們身處愁雲慘霧，若能迎著生命之風，或許順風就會帶來更多美好與快樂。

那天去探望母親，我順手帶了杯特濃美式咖啡，加糖和鮮奶，又到麵包店買幾塊雜糧麵包，回到病房內母親睡醒了，她瞇著眼看我走進病房，我喊了一聲「吃點心囉」，她有些不相信，我拿出手裡的咖啡跟麵包都是罪惡的食物，她已經一年多都不敢吃了，似乎是有些近「香」情怯，母親端詳許久，終於喝了一小口咖啡，她的評語簡單而明瞭，就是一個字「爽」，所有的遺憾、痛楚、煩悶就在這一刻一口沖散，剩下的就像杯底的糖一樣的甜蜜。

應學習不執著於治療成效

每個癌友肯定都會非常在意治療成效，不過有時我們都太執著於治療結果，人生還真的需要一些「行到水窮處，坐看雲起時」的超然，隨遇而安的優雅，回首這一年多的日子，生活重心全是繞著母親的治療期程，雖然目標明確，但缺少屬於生活的溫度與價值。

當然在治療的過程中，並不會有太多想法。隨著治療無效日益明顯，我不禁懷疑是否要勉強繼續，還是就算了。這問題很難存在於彼此交談之中，想像一下我與母親若出現這樣的對話。

母親一臉哀愁：「小弟，醫生好像說治療沒什麼效果，該怎麼辦。」

我漠然回答：「喔！我看算了啦！」

這聽起來厭世感十足，所以很難出現在彼此的對談之間。總是會說沒關係、加油等正向的話語。久而久之陷入了一定得接受治療的迷惘，當然我並不是說接受治療是不對的，而是對於許多人來說，他們的疾病病程已經漸漸走入了尾聲，那是不可逆的結果，縱然投入再多資源、醫療所得到的回饋往往差強人意，且在這個治療的過程中，或許會錯失許多生命當中美好的風景。

在醫院執業時，總會碰到類似的狀況，很多病人都已經是末期的癌症患者，仍然堅持要來接受復健，常常發生前一天仍在辛苦的復健，隔一天病人就過世了。我無從替任何人決定，但如果是我肯定會拒絕我人生最後的階段是這種情況。

母親人生的最後一段路也是在醫院，我曾有幾次問她是否後悔上來台北接受治療，她沒有肯定的回答，很確定的是我們在這段時間裡，必須自己調適。對她而言，談圓夢似乎太遙遠，當然她還有許多夢想，母親是個懶惰的人也不是勵志的人，所以她直接放棄圓夢。反倒是找些簡單的樂子，生病後她待在室內的時間很長，所以我們買了台平板電腦，讓她可以追追劇、上臉書維持社交，看起來她的心情也因為注意力被轉移而有所好轉，至少可以暫時不煩惱癌症的事，享受一下片刻的快樂。

我想應該要學習不這麼執著於治療的成效，適時調整對治療的態度，對母親或我們來說應該都是比較好的。但當時認為不管什麼情況之下，都應該要積極的治療的觀念，使我們不斷的在醫療處置中打轉，就連到了最後的階段也進行了急救，增加許多磨難，這個道理若是不曾走過，怎麼會懂得呢？

憂鬱時可以選擇看開一點

「樂觀是一種天賦，而看開會是一種選擇」，這句話是我們用這段日子醞釀出的體會。這裡的「看開」會帶有一點被現實所壓榨的無奈，卻保有一點玩味的態度。有時與病人之間的對談裡，我能接收到他們樂觀的訊息，但後來我漸漸明白那其實是一種坦然，甚至可說是變相的接受。樂觀對他們來說太殘忍，但看開是可以被選擇，甚至被練習的，最後慢慢演變成一種不是消極，而是不計較得失的體悟。如果能達成這個境界，我想能在如排山倒海的醫療議題之中不至於迷惘。

記得治療開始時我們總是興高采烈，尤其當醫師跟我們強調母親的狀況十分有機會可以治療時，去醫院的心情都很愉快，好像是要去旅遊一樣，隨著治療的無效產生，漸漸的心情往負面發展了不少，停在憂鬱的狀態好長一段時間。為了讓彼此擺脫憂鬱的心情，我們會出門走走、母親尋求了信仰的支持，她找了間佛寺，每天跟佛寺裡的住持聊天，問問佛法、人生觀，看起來很有幫助。她也開始願意與好友相聚，並看了很多書，久而久之，好像就慢慢擺脫憂鬱的感覺。

每次化療前，醫師把抽血結果宣告一次，前幾次聽到治療無效果時，總會沉悶個幾天，後來也看開了，反正癌指數就是不會下降，我們反倒向醫師問起膽固醇那些無關緊要的事情，醫師總尷尬地說，這些好像沒有很重要吧。偶爾幾次癌指數稍微下降，大概就是四千跟三千九的差異，但我們也是很開心，至少有點起色了。記得有一次住院，一如往常的沒有任何進展，但那天我們跟母親聽完結果，好像也沒這麼在意，氣氛也不再凝結，反而帶著一些冷靜，或許我們已慢慢接受這個事實，知道改變不了什麼，所以不再感到難過。從醫學的角度來說，這階段的治療著重於延緩疾病的進展，從患者的角度出發，治療只是讓我們不要留下任何遺憾罷了。

感謝這段過程，讓我學習如何關心家人，如何當一個體貼的照顧者，在心境上也學習如何忍耐與退讓，這一切直到現在仍影響著我。陪伴抗癌帶給我最大的改變，應該是學會在憂鬱時看開，我會把事情看得很淺、很平淡，不要注入太多期待，人生中沒有一件事情是絕對的，偶爾碰到瓶頸時，這樣一想，許多煩惱都迎刃而解。

俗語說：「盡人事，聽天命」，當人事已盡時更應要好好享受，在生命流轉的過程中，即使無路可走了，不如好好看著天空吧，水沒了，誰知道升起的雲，不會降下一片甘霖呢？最後若是一場空至少你也與此人生美景交遊過，何樂而不為。

國家圖書館出版品預行編目資料

癌症復健跟著做，提升生活好品質！王柏堯著 .
-- 初版 . -- 臺北市：原水文化出版：家庭傳媒
城邦分公司發行，2018.02
面；　公分 . -- (悅讀健康系列；HD3144)
ISBN 978-986-95486-9-4(平裝)

1. 癌症　2. 復健醫學

417.8　　107001125

悅讀健康系列 HD3144

癌症復健跟著做，提升生活好品質！
——國內第一本癌症專業復健指導

作　　者／王柏堯
選　　書／林小鈴
企劃編輯／梁瀞文

行銷企劃／洪沛澤
行銷經理／王維君
業務經理／羅越華
總 編 輯／林小鈴
發 行 人／何飛鵬
出　　版／原水文化
台北市民生東路二段141號8樓
電話：02-2500-7008　傳眞：02-2502-7676
網址：http://citeh2o.pixnet.net/blog　E-mail：H2O@cite.com.tw
發　　行／英屬蓋曼群島商家庭傳媒股份有限公司城邦分公司
台北市中山區民生東路二段141號2樓
書虫客服服務專線：02-25007718；02-25007719
24小時傳眞專線：02-25001990；02-25001991
服務時間：週一至週五上午09:30-12:00；下午13:30-17:00
讀者服務信箱E-mail：service@readingclub.com.tw
劃撥帳號／19863813；戶名：書虫股份有限公司
香港發行／香港灣仔駱克道193號東超商業中心1樓
電話：852-2508-6231　傳眞：852-2578-9337
電郵：hkcite@biznetvigator.com
馬新發行／城邦（馬新）出版集團
41, Jalan Radin Anum, Bandar Baru Sri Petaling,
57000 Kuala Lumpur, Malaysia.
電話：603-9057-8822　傳眞：603-9057-6622
電郵：cite@cite.com.my

美術設計／鄭子瑀
插　　畫／盧宏烈（老外）
復健動作示範／陳玉蘭
製版印刷／卡樂彩色製版印刷有限公司

初　　版／2018年2月9日
定　　價／420元

城邦讀書花園
www.cite.com.tw

ISBN 978-986-95486-9-4